国家出版基金项目
NATIONAL PUBLICATION FOUNDATION

「十三五」国家重点图书出版规划项目

中医古籍名家 点评 丛书

总主编 ◎ 吴少祯

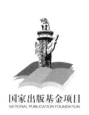

敖氏伤寒金镜录

元·杜清碧 ◎ 增定

明·薛立斋 ◎ 润图

徐 珊 ◎ 主审

程志源 ◎ 点评

伤寒舌鉴

清·张 登 ◎ 撰

徐 珊 ◎ 主审

程志源 ◎ 点评

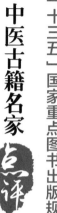

中国健康传媒集团
中国医药科技出版社

图书在版编目（CIP）数据

敖氏伤寒金镜录/（元）杜清碧增定；（明）薛立斋润图；徐珊主审；程志源点评. 伤寒舌鉴/（清）张登撰；徐珊主审；程志源点评. —北京：中国医药科技出版社，2018.12

（中医古籍名家点评丛书）

ISBN 978-7-5214-0535-4

Ⅰ.①敖… ②伤… Ⅱ.①杜…②薛…③徐…④程…⑤张…⑥徐…⑦程… Ⅲ.①《伤寒论》–研究②舌诊–中国–元代 Ⅳ.①R222.29②R241.25

中国版本图书馆 CIP 数据核字（2018）第 246913 号

美术编辑 陈君杞

版式设计 南博文化

出版 **中国健康传媒集团** | 中国医药科技出版社

地址 北京市海淀区文慧园北路甲 22 号

邮编 100082

电话 发行：010 – 62227427 邮购：010 – 62236938

网址 www.cmstp.com

规格 710 × 1000mm $\frac{1}{16}$

印张 7 ¼

字数 86 千字

版次 2018 年 12 月第 1 版

印次 2024 年 6 月第 5 次印刷

印刷 大厂回族自治县彩虹印刷有限公司

经销 全国各地新华书店

书号 ISBN 978 – 7 – 5214 – 0535 – 4

定价 **24.00 元**

获取新书信息、投稿、为图书纠错，请扫码联系我们。

《中医古籍名家点评丛书》
编委会

出版者的话

　　中医药是中国优秀传统文化的重要组成部分之一。中医药古籍中蕴藏着历代名家的思维智慧与实践经验。温故而知新，熟读精研中医古籍是当代中医继承、创新的基石。新中国成立以来，中医界对古籍整理工作十分重视，因此在经典、重点中医古籍的校勘注释，常用、实用中医古籍的遴选、整理等方面，成果斐然。这些工作在帮助读者精选版本、校准文字、读懂原文方面发挥了良好的作用。

　　习总书记指示，要"切实把中医药这一祖先留给我们的宝贵财富继承好、发展好、利用好"，从而对弘扬中医药学、更进一步继承利用好中医药古籍提出了更高的要求。为此我们策划组织了《中医古籍名家点评丛书》，试图在前人整理工作的基础上，通过名家点评的方式，更进一步凸显中医古代要籍的学术精华，为现代中医药的发展提供借鉴。

　　本丛书遴选历代名医名著百余种，分批出版。所收医药书多为传世、实用，且在校勘整理方面已比较成熟的中医古籍。其中包括常用经典著作、历代各科名著，以及古今临证、案头常备的中医读物。本丛书致力于将现有相关的最新研究成果集于一体，使之具备版本精良、校勘细致、内容实用、点评精深的特点。

参与点评的学者，多为对所点评古籍研究有素的专家。他们学验俱丰，或精于临床，或文献功底深厚，均熟谙该古籍所涉学术领域的整体状况，又对其书内容精要揣摩日久，多有心得。本丛书的"点评"，并非单一的内容提要、词语注释、串讲阐发，而是抓住书中的主旨精论、蕴含深义、疑惑谬误之处，予以点拨评议，或考证比勘，溯源寻流。由于点评学者各有专擅，因此点评的形式风格也或有不同。但其共同之点是有益于读者掌握、鉴识所论医籍或名家的学术精华，领会临床运用关键点，解疑破惑，举一反三，启迪后人，不断创新。

　　我们对中医药古籍点评工作还在不断探索之中，本丛书可能会有诸多不足之处，亟盼中医各科专家及广大读者给予批评指正。

中国医药科技出版社
2017年8月

余序

　　作为毕生研读整理、编纂古今中医临床文献的一员，前不久，我有幸看到张同君编审和全国诸多相关教授专家们合作编撰《中医古籍名家点评丛书》的部分样稿。感到他们在总体设计、精选医籍、订正校注，特别是名家点评等方面卓有建树，并能将这些名著和近现代相关研究成果予以提示说明，使古籍的整理探索深研，呈现了崭新的面貌。我认为这部丛书不但能让读者系统、全面地传承优秀文化，而且有利于加强对丛书所选名著学验主旨的认识。

　　在我国优秀、靓丽的文化中，岐黄医学的软实力十分强劲。特别是名著中的学术经验，是体现"医道"最关键的文字表述。

　　《礼记·中庸》说："道也者，不可须臾离也。"清代徽州名儒程瑶田说："文存则道存，道存则教存。"这部丛书在很大程度上，使医道和医教获得较为集中的"文存"。丛书的多位编集者在精选名著的基础上，着重"点评"，让读者认识到中医药学是我国优秀传统文化中的瑰宝，有利于读者在系统、全面的传承中，予以创新、发展。

　　清代名医程芝田在《医约》中曾说："百艺之中，惟医最难。"特别是在一万多种古籍中选取精品，有一定难度。但清代造诣精深的名医尤在泾在《医学读书记》中告诫读者说："盖未有不师古而有济于今者，亦未有言之无文而能行之远者。"这套丛书的"师古济今"十分昭著。中国医药科技出版社重视此编的刊行，使读者如获宝璐，今将上述感言以为序。

中国中医科学院

余瀛鳌

2017年8月

总　目　录

敖氏伤寒金镜录

元·杜清碧　增定

明·薛立斋　润图

徐　珊　主审

程志源　点评

目录 | Contents

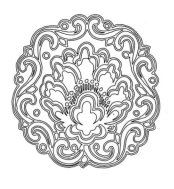

全书点评 ◉

《敖氏伤寒金镜录》，成书于1341年，由元代杜本（清碧）在敖氏12舌图基础上增补为36图而成。本书是我国现存最早的舌诊专著，据舌判断发病切合临床实际，因而对后世舌诊的发展产生了较大的影响，奠定了当今舌诊的基础。本书以浙江省中医药研究院馆藏清乾隆二十九年甲申（1764）钱塘王氏刻《医林指月》本为底本，参校其他版本而成。

一、成书过程与主要内容

本书是杜清碧在敖继翁《金镜录》的基础上，由原12舌苔图，增为36图而成，又名《伤寒金镜录》。全书1卷，将白苔舌、将瘟舌、中焙舌、生斑舌、红星舌、黑尖舌、黑圈舌、人裂舌、虫碎舌、里黑舌、厥阴舌、死现舌、黄苔舌、黑心舌等临床常见病理舌象绘成36种图谱，每图之下附有文字说明及方药。其中有24图专论舌苔，4图专论舌质，8图兼论舌苔与舌质。图中所载舌色有淡红、红、纯（绛）红、青等，舌面变化有红刺、红星、裂纹等；苔色有白、黄、黑、灰等，苔质有干、滑、涩、刺、偏、全、隔瓣等描述，对主要病理舌象基本概述全面。

二、学术思想和临床经验

此书为图谱式著作，所以文字叙述简要，且以描述舌象为主，少数条文兼有关键症状或脉象描述以辅助舌诊。全书根据舌苔、舌质的变化，探求病因，审因证治，判断预后，除详述以舌审证求因之外，对验舌立法、处方遣药亦不乏阐述。本书论舌不仅绘图形象、直观清晰，且验舌求因、辨舌施治、有证有论、有法有方、论从舌出、法随舌定、辨析严谨。

1. 主脏腑八纲辨证

全书 36 种舌象，除 10 种未作辨证分析外，涉及脏腑辨证的有 11 种、八纲辨证的有 10 种，八纲与脏腑或脏腑与六经辨证同时应用者分别有 2 种和 1 种，而以六经辨证者仅 2 种。由此可见，本书的辨证方法以脏腑和八纲辨证为主。

2. 病机多从"火热论"

本书对舌象发生机制的分析多从"火热"入手。特别是有关红舌形成的机制，如第二舌到第十一舌皆为红舌，其对发生机制的论述：第三舌为"君火炽盛，反兼水化"；第五舌为"火侮脾土"；第七舌为"余毒遗于心包络之间，与邪火郁结，二火亢极"；第九舌为"热毒炽盛，火在上，水在下，不能相济"；第十舌为"金受火制，不能平木"等。从中我们可以看到《敖氏伤寒金镜录》的病机学说主要是"火热论"，或许与刘完素的学说之间有渊源关系。

3. 立法多清热攻下

通过对治法的分析发现，应用最多的为清热攻下法，计 22 项；其次为解表攻下法，共 7 项；属于寒证者只有 1 项。可以说明，《敖氏伤寒金镜录》是以外感病的里热证，或者说是以外感温热病为核心的著作。

4. 遣方多寒凉之剂

因受"火热论"影响，本书所载 24 张方剂中，除理中合四逆汤、五苓散外，其余 22 方均为寒凉解表或清里攻下之剂，其中不乏刘完素创立之方。从使用频率看，排在前三位的是：第一解毒汤，使用 8 次；其次调胃承气汤、大承气汤和凉膈散，各使用了 7 次；第三是益元散，使用了 5 次。

三、学习要点及注意事项

1. 本书为舌诊图谱，文字简练，缺乏全面的症状描述，读者须结合治法方药，反推症状脉象，以参透舌象。

2. 由于历史条件的限制，书中图谱对舌色、舌态和苔色、苔质等只能以文字描述，读者应结合临床实践加以领会。

3. 书中对少数舌象的论治，或有证重药轻，如："生斑舌"用元参升麻葛根汤、化斑汤治疗，其力尤恐不及，应当随证加入清热解毒、凉血消斑之品；又有因条件所限判为不治之症，如："死现舌"条曰："舌见黑色，水克火明矣。患此者，百无一治，治者审之。"对此，不可死读原文而轻言放弃，应辨证论治、灵活遣方用药。正如薛立斋按："夫医之为道，有是病，必用是药。附子疗寒，其效可数，奈何世皆以为必不可用之药？宁视人之死而不救，不亦哀哉？至于火极似水之证，用药得宜，效应不异，不可便谓为百无一治而弃之也。"

4. 部分舌象所论病因病机及其治法方药有所偏颇，如："虫碎舌"病机有实火与虚火之分，文中所论仅为心经实火证治，而若虚火则当用大补阴丸滋阴降火；又如："厥阴舌"红绛兼见黑纹苔，主病有三：一是内寒外热；二是外感暑热，内停湿冷；三是肝胆热而胃肠寒。本文所述当属第三者，所选主方须随证加减。凡此种种，读者须举一反三，开阔视野，以免顾此失彼。

程志源

2018 年 5 月

凡伤寒热病传经之邪，比杂病不同，必辨其脉、症、舌、表、里，而汗、下之，庶不有误。盖脉者，血之府，属阴。当其得病之初，正邪①相抟。若真气未衰，脉必滑数而有力。病久热甚气衰，脉必微细而无力，方数甚也，但可养阴退阳。此识脉之要也。或初病即恶寒发热，后必有渴水燥热之证，或逆厥而利，乃热证传经之邪也。若始终皆热证，惟热而不恶寒。故伤寒为病，初则头痛，必无发热恶寒渴水之证。一病便有逆厥泄利，或但恶寒而无发热，则是寒证。此识证之要也。如舌本者，乃心之窍，心属火，象离②明。人得病，初在表，则舌自红而无白苔等色。邪入于半表半里之间，舌色变为白苔而滑见矣。切不可不明表证，知邪传于里而未罢。舌见黄苔，知邪已入于胃，急宜下之，苔黄自去而疾安矣。至此医之不依次，误用汤丸，失于迟下，其苔必黑，变证蜂起，此为难治。若见舌苔如漆黑之光者，十无一生，此心火自炎，与邪热二火相乘。热极则有兼化水象，故色从黑而应水化也。若乃脏腑皆受邪毒日深，为证必作热证，必宜下之，泻去胃中之热。否则其热散入络脏之中，鲜有不死。譬如火之自炎，初则红，过则薪为黑色炭矣。此亢则害，承乃制。今以前十二舌

---

① 邪：原作"气"，据医理改。
② 离：《易·离》："离为火，为日。"日，日光。

明著，犹恐未尽诸证，复作二十四图，并方治列于下。则区区推源寻流，实可决生死之妙也。

至正元年一阳月①上澣②学士杜清碧题

———————————

① 一阳月：农历5月。

② 上澣（huàn幻）：澣，同"浣"。上澣，即上旬。

伤寒一书，自汉·张仲景先生究其精微，得其旨趣，乃万世之龟鉴①也。论中梓讹难明，王叔和成其章序，成无己②《明理论》③、刘河间五运六气，参同仲景《钤法》。则病之所变，预可知也。阴阳传变，汗瘥图局，曰汗、曰吐、曰下；死生吉凶，棺墓图局，曰死、曰生，随治随效。如响应声，则万举万全矣。元·敖氏辨舌三十六法，传变吉凶，深为元妙。舌乃心之苗，心君主之官，应南方赤色。甚者或燥，或涩，为白，为青，为黑，是数者，热气浅深之谓。舌白者，肺金之色也。由寒水甚而制火，不能平金，则肺金自盛，故色白也。舌青者，肝木之色也。由火甚而金不能平木，则肝木自盛，故色青也。仲景法曰："少阴病，下利清谷。"色青者，热在里也，大承气汤下之。人谓色青为寒者讹矣。舌黄者，由火盛，则水必衰。所以一水不能制五火而脾土自旺，故色黄也。舌红为热，心火之色也。或赤者，热深甚也。舌黑亦为热者，由火热过极，则反兼水化，故色黑也。五色应五脏固如此。敖氏以舌白者邪在表，未传于里也。舌白苔滑者，痛引阴筋，名脏结也。舌之赤者，邪将入也。舌之紫者，邪毒之气盛也。舌之红点者，火之亢极也。舌之燥裂者，热之深甚也。或有黑圈黑点者，水之萌发也。舌根黑者，水之将至也。舌心黑者，水

---

① 龟鉴：借鉴。喻借鉴前事。语出《周书·皇后传序》："夫然者，岂非皇王之龟鉴与?"

② 己：原作"择"，据文义改。

③《明理论》：即《伤寒明理论》。

之已至也。舌全黑者，水之体也，其死无疑矣。舌黄者，土之色也。邪初入于胃，则本色微黄发见。舌黄且白者，胃热而大肠寒也。舌之通黄者，胃实而大肠①燥也，以调胃承气汤下之，黄自去矣。舌灰黑者，厥阴肝木相承，速用大承气汤下之可保，但五死一生矣。大抵伤寒传变不一，要须观其形、察其色、辨其舌、审其症、切其脉，对证用药，在于活法。如脉浮紧而涩者，日数虽多，邪在表也，汗之而愈。若脉沉实而滑，日数虽少，邪在内也，下之而痊。其有半表半里，传至少阳一证，则小柴胡汤主之，无不效也。太阴腹满自利，脉沉而细者，附子理中汤主之。太阴腹满时痛，便硬者，桂枝加大黄汤主之。少阴舌干口燥，津不到咽者，人参白虎汤主之。少阴发热而恶寒，脉沉而迟者，麻黄附子细辛汤助阳而汗之。厥阴舌卷囊缩，脉沉而弦者，为毒气藏。脉沉而短者，用承气汤下之。若厥冷、耳聋、囊缩，脉沉②而弦者，少阴③两感，不治之症也。此则三阴有可汗、可下、可温之理。敖君立法辨舌，自为专门体认之精，当时尝著《点点金》及《金镜录》二书，皆秘不传。余于正德戊辰岁，见一人能辨舌色，用药辄效，因扣之，彼终不言。偶于南雍得《金镜录》，归而检之，乃知斯人辨舌用药之妙，皆本是书。惟《点点金》一书，于伤寒家多有不切。其与仲景《钤法》奥旨同者，特《金镜录》尔。故余并刊于官舍，使前人之书，皆得以行于世。而四方学者，亦知所去取云。

嘉靖己丑仲冬吉旦南京太医院院判长洲薛己识

---

① 肠：原脱，据文义补。
② 沉：原脱，据文义补。
③ 阴：原作"阳"，据文义改。

夫人之受病，伤寒为甚。伤寒之治，仲景为详。人皆知之而未能行之者，岂非以其法浩繁，有难卒贯者乎？旧有《敖氏金镜录》一篇，专以舌色视病，既图其状，复著其情，而复别其方药，开卷昭然，一览具在。虽不期乎仲景之书，而自悉合乎仲景之道，可谓深而通、约而要者矣。予昔承乏留都，尝刻之太医官舍本，皆绘以五彩，恐其久而色渝①，因致谬误，乃分注其色于上，使人得以意会焉。遂命工登梓，名之曰《外伤金镜录》。盖寒之所伤，本自外至。见伤于内，外有征焉。所以然者，人之一身皆受生于天。心名天君，故独为此身之主。舌乃心之苗，凡身之病，岂有不见于此者，尚何内外之间哉？特患人之不化耳。

嘉靖丙辰秋日姑苏薛己撰

---

① 渝：改变。

伤寒一证，传变不常。有本传、越经传、巡经传、巡经得度传、误下传、表里传、上下传，顷刻之间，生死系焉。可以寄人死生者，惟医焉耳。夫何脉理元妙，七表八里九道，形似难辨，此庸医所以接踵而杀人者多也。元若敖氏抱独见之明，著《金镜录》一书，只以舌证，不以脉辨，其法浅而易知，试而辄效。诚千载不偶①之秘书也！惟黑舌之证，稍有未尽。如舌之黑而紫、黑而湿润、黑而濡滑、黑而柔软，皆寒证也。黑而肿、黑而焦、黑而干涩、黑而卷缩、黑而坚硬、黑而芒刺、黑而坼裂，皆热证也。学医者推类以尽其余，则庶几②矣。予在南都，偶得此书，深珍重之。后会副宪笃斋汤公，出是编示之，极称其善，已命工梓行会稽郡矣。予患天下之人未尽知也，复梓之以广其传云。

　　　　　　　　　　赐同进士出身大理寺左寺正陈楠书

---

① 偶：遇的意思。
② 庶几：差不多。

敖氏，不知何许人，有舌法十二首，以验伤寒表里。杜清碧又增定焉，薛立斋再加润色，流行于世，卷帙单薄，虽传不能久存也。此法大裨伤寒家，乃识伤寒之捷法。人身伤寒，气从同类，则肾水有余而凌犯心火矣。所谓人伤于寒，则为病热者此也。故色见微于心之苗，苗者其舌也。欲辨内外风寒者，非舌不可为据。敖与杜虽能传之，似尚未达其所以然，而予姑妄拟之。如此，伤寒唯视舌识病，则风暑湿恐亦有定法。当俟后之作者，图后取所载方，出《伤寒论》，故复不刻，今特取嚏一方耳。

万历丁巳清明日钱塘卢复记

验证舌法

白苔舌

舌见白苔滑者，邪初入里也。丹田有热，胸中有寒，乃少阳半表半里之证。宜用小柴胡汤、栀子豉汤治之。

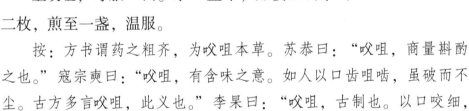

小柴胡汤

柴胡_{四钱}　黄芩　甘草　人参　半夏_{各二钱}

上咬咀，每服一两。水一盏半，加姜三片、枣二枚，煎至一盏，温服。

按：方书谓药之粗齐，为咬咀本草。苏恭曰："咬咀，商量斟酌之也。"寇宗奭曰："咬咀，有含味之意。如人以口齿咀啮，虽破而不尘。古方多言咬咀，此义也。"李杲曰："咬咀，古制也。以口咬细，令如麻豆煎之。今人则以刀剉细耳。"

栀子豉汤

栀子_{十四枚，生用劈}　香豉_{四合，绵裹}

上二味，以水三盏，先煮栀子约减一盏半。纳香豉再煎至一盏，温服。

【点评】白苔主寒证，苔滑主痰湿。此舌红苔白滑，系邪在半表半里膈膜之间。即《金匮要略》所谓"舌上如苔，丹田有热，胸上有寒，渴欲得饮而不能饮，则口燥烦也"之候，故用小柴胡汤以达膈膜之邪，栀子豉汤亦为清热达邪之良剂。

将瘟舌

舌见纯红色，热蓄于内而病将发也，不问何经，宜用透顶清神散治之。

透顶清神散

猪牙皂角　细辛　白芷　当归

上为细末，各等分，和匀。病人先噙水一口，以药少许吹鼻内，取嚏为度。如未嚏，仍用此药吹入。凡瘟疫之家，不拘已患未患，皆宜用之。

【点评】瘟疫将发，舌见纯红，亦即绛红，为温病热入营血。透顶清神散，取细辛、皂角辟秽化浊以开窍，配白芷芳香上达，当归通脉舒筋，仿通关散之意以吹鼻取嚏。凡遇神识昏愦，人事不知之症，临时用之，可开窍而苏神。

中焙舌

舌见纯红，内有黑形如小舌者，乃邪热结于里也。君火炽甚，反兼水化。宜凉膈散、大柴胡汤下之。

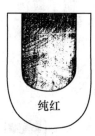

纯红

凉膈散

生甘草二两　大黄三两　连翘四两　山栀子　薄荷叶　黄芩　朴硝各一两

每服一两。加淡竹叶二十片，以水二盏，煎至一盏，去渣，入生蜜少许。不拘时温服，以利为度。

大柴胡汤

柴胡四钱　黄芩　芍药　半夏各一钱五分　枳实二钱,麸炒　大黄二钱五分

上咬咀，每服八钱。加姜三片、枣一枚，以水一盏半，煎至一盏，温服。

【点评】舌中黑而边纯红，系邪热入里，灼烁胃津。

生斑舌

舌见红色而有小黑点者热毒乘虚入胃，蓄热则发斑也。宜用元参升麻葛根汤、化斑汤解之。

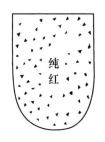

纯红

元参升麻葛根汤

元参　升麻　甘草　葛根各等分

上咬咀，以水一盏半，煎一盏，温服。

化斑汤①即人参白虎汤

人参二钱　石膏四钱　知母一钱五分　甘草一钱,炙　糯米一撮

上咬咀，每服一两。用水一盏半，入糯米先煎，后下诸味再煎，去滓服之。

【点评】生斑舌，为舌现纯红（绛红）起刺或上布薄黑苔。以上二方，治热毒入胃，蓄热发斑，其力犹恐不及，当随证加入清热解毒、凉血消斑之品。

---

① 化斑汤：《温病条辨》之化斑汤由人参白虎汤加玄参、犀角而成，其清热凉血作用更强。而《张氏医通》之化斑汤则由黑参、鼠粘子、柴胡、荆芥、防风、连翘、木通、枳壳、蝉蜕、生甘草、灯心、淡竹叶组成，用于痘斑兼出的治疗。

红星舌

舌见淡红，中有大红星者，乃少阴君火，热之盛也。所不胜者，假火势卢本删去"所不胜者"以下七字以侮脾土，将欲发黄之候。宜用茵陈五苓散治之。

五苓散

泽泻二两五钱　茯苓　猪苓　白术各一两五钱　肉桂五钱　木通　滑石各一两　甘草一两，炙

上为末，每服五钱，入姜汁并蜜各少许，用白滚汤调服。

按：上方五苓散只是泽泻、茯苓、猪苓、白术、肉桂五味耳。于全方中加茵陈蒿一味，其分量倍加于众味，则谓之茵陈五苓散。此条于治法则曰用茵陈五苓散，于方剂则但用五苓散，方中亦不列茵陈一味，且于原方五味之外多木通、滑石、甘草、姜、蜜五味。后人因证下药，酌而用之可也。

【点评】红星即芒刺。图中所示，满舌大红星，当为三焦邪热亢盛，而非独心火。茵陈五苓散，治湿热黄疸，湿重于热，似与舌象不符。又本方将《伤寒论》所载五苓散中桂枝易肉桂，更具温阳之效；而加滑石、甘草、木通，则可增强清热利湿之功。

黑尖舌

舌见红色，尖见青黑色者，水虚火实，胃①热所致。宜用竹叶石膏汤治之。

---

①　胃：原作"肾"，据下文"竹叶石膏汤"证改。

竹叶石膏汤

竹叶_{二十片}　石膏_{一两}　半夏_{二钱}　甘草_{二钱}　麦门冬_{二钱}　人参_{三钱}

粳米_{一撮}

水二盏，煎服。

【点评】舌质淡红，舌尖黑苔，为风寒化热、将欲传里之象。方用竹叶石膏汤治疗，为急清胃热而存肾阴之治。倘如热邪炽甚，变生芒刺干焦，急宜犀角地黄汤去芍，加花粉、麦冬、石斛等味，以养胃液而退邪热。

黑^①圈舌

舌见淡红色，而中有一红晕，沿皆纯黑。乃余毒遗于心胞络之间，与邪火郁结。二火亢极，故有是证。以调胃^②承气汤解之。

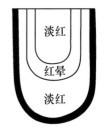

调胃承气汤_{旧本只承气汤三字，而药味则调胃承气方也，恐不知者有误认之谬，故补调胃^③二字于上。以为大小承气之别。}

大黄_{六钱}　芒硝_{二钱}

上㕮咀，用水一盏。先煎大黄、甘草，将熟去滓，下芒硝，再煎三五沸，温服。

【点评】舌苔淡红而起红晕，乃温病热毒传内之证。故治以调胃承气汤，速清热毒而存液。

---

① 黑：原作"里"，据文义改。

② 调胃：原脱，据下文补。

③ 调胃：原作"承气"，据文义改。

人裂舌

舌见红色，更有裂纹如人字形者。乃君火燔灼，热毒炎上，故发裂也。宜用凉膈散治之。

凉膈散 方见前。

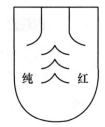

纯 红

此 亦
形 有

【点评】人裂舌，纵横深浅不同，有人字、井字、川字、爻字形、辐射、脑回、鹅卵石状等各种形态。舌纯（绛）红兼见裂纹，多为热盛伤津或阴虚液枯。治以凉膈散者，使膈上热毒得泄，阴液可保。

虫碎舌

舌见红色，更有红点如虫蚀之状者，乃热毒炽甚，火在上、水在下，不能相济故也卢本删去"火在上"以下十二字。宜用小承气汤下之。

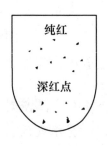

纯红

深红点

小承气汤

大黄四钱，去皮　厚朴三钱，姜制　枳实二钱，炙
上三味，以水一盏半，煎至一盏，去滓服。

【点评】按图所示及文字描述，虫碎舌系舌疮，状若粟米，其病机有实火与虚火之分。心经实火上炎，疮疹高出舌面而痛；水火不济致虚火上浮，其疮面多凹陷而不痛。唐容川曰：小承气

汤，重在小肠。心与小肠相表里，故心经实火可用小承气汤下之；而虚火，则宜用大补阴丸滋阴降火。

里黑舌

舌见红色，内有干硬黑色，形如小长舌有刺者，此热毒炽甚，坚结大肠，金受火制，不能平木故也 <small>卢本删去"金受火制"以下十字。</small>急用调胃承气汤下之。

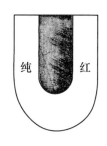

调胃承气汤 方见前。

【点评】该舌为热结阳明，用大承气汤更宜。

厥阴舌

舌见红色，内有黑纹者，乃阴毒厥于肝经。肝主筋，故舌见如丝形也。用理中合四逆汤温之。

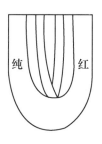

理中汤

人参　白术<small>炒</small>　甘草<small>炙</small>　干姜<small>各等分</small>

上咬咀，每服五钱。水一盏，煎六分，不拘时温服。

四逆汤

附子<small>一枚，去皮，生用，破作八片</small>　甘草<small>六钱</small>　干姜<small>五钱，炮</small>

服法如前。

【点评】以方测证，此舌必滑润，且伴四肢厥冷、下利清谷、脉沉迟或微细等证候。

死现舌

舌见黑色，水克火明矣。患此者，百无一治，治者审之。

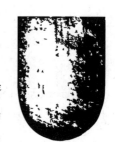

薛立斋曰：余在留都时，地官主事郑汝东妹婿患伤寒得此舌，院内医士曾禧谓："当用附子理中汤。"人咸惊骇，遂止，亦莫能疗，困甚治棺。曾与之邻，往视之，谓："用前药犹有生理。"其家既待以死，挤①从之，数剂而愈。大抵舌黑之证，有火极似水者，即杜学士所谓薪为黑炭之意也，宜凉膈散之类以泻其阳。有水来克火者，即曾医士所疗之证是也，宜理中汤以消阴翳。又须以老生姜切平，擦其舌色稍退者可治，坚不退者不可治。弘治辛酉，金台姜梦辉患伤寒亦得此舌，手足厥冷，呕②逆不止，众医犹作火治，几致危殆。判院吴仁斋，用附子理中汤而愈。夫医之为道，有是病，必用是药。附子疗寒，其效可数，奈何世皆以为必不可用之药，宁视人之死而不救，不亦哀哉？至于火极似水之证，用药得宜，效应不异，不可便谓为百无一治而弃之也。

【点评】苔见黑色，病必不轻，多见于疫病严重阶段。主里证，或为热极，或为寒盛。薛氏论述，颇有参考价值。

---

① 挤（pīn 拼）：舍弃，豁出去。
② 呕：原作"吃"，据附子理中汤证改。

黄苔舌

舌见尖白根黄，是表证未罢也。须先解表，然后方可攻之。如大便秘者，用凉膈散加硝黄泡服；小便涩者，用五苓散加木通合益元散加姜汁少许，以白滚汤调服。

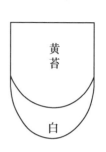

凉膈散　方见前。

五苓散　方见前。

益元散

滑石六两　甘草一两，炙

上为极细末，每服二三钱，温水或新汲水下。

【点评】舌见尖白根黄，是表证未解而初入于里。

黑心舌

舌见弦①白心黑，而脉沉微者难治，脉浮滑者可汗，沉实者可下，速进调胃承气汤下之②。始病即发此色，乃危殆之甚也。

调胃承气汤　方见前。

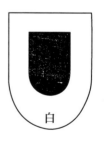

---

① 弦：沿、边。

② 速进调胃承气汤下之：此九字原在"乃危殆之甚也"后，据医理乙转。

【点评】舌见边白心黑，若脉沉微者，为寒水凌心，肾色外现；若脉浮滑者，系表有热，里有寒；若脉沉实者，乃热结燥实，津液焦灼；若起病即见此舌象，是寒邪直中三阴。

十五舌

舌尖白苔二分根黑一分，必有身痛恶寒。如饮水不至甚者，五苓散；自汗渴者，白虎汤；下利者，解毒汤，此亦危证也。

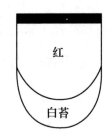

五苓散 方见前。

白虎汤

石膏四钱，碎 知母一钱五分 甘草一钱，炙 糯米一撮

上咬咀，每服一两。用水一盏半，入糯米先煎。次下诸味再煎，去滓服之。加人参亦可。

解毒汤

黄连一两 黄芩五钱 黄柏五钱 山栀子二十枚

上咬咀，每服五钱。水一盏半，煎至一盏，去滓热服。

【点评】舌尖白苔而根黑，如饮水不至者，是外有表证，内停水饮；若自汗渴者为邪已化热，燥耗胃液；若下利者，乃热毒直奔大肠而暴下，形同下利。《伤寒论》之白虎汤，有粳米而无糯米。盖糯米甘温，能收自汗。不若粳米之甘平，色白入肺，除烦清热以止渴也。

十六舌

舌见白苔，中有小黑点乱生者，尚有表证。其病之来虽恶，宜凉膈散微表之。表退即当下之，下宜调胃承气汤。

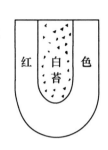

凉膈散　方见前。

调胃承气汤　方见前。

【点评】舌见白苔，中有小黑点乱生者，为温病化热迅速，内热暴伤津液，但还有表证，故以凉膈散清上中二焦郁热。

十七舌

舌见如灰色，中间更有黑晕两条，此热乘肾与命门也。宜急下之，服解毒汤，下三五次，迟则难治。如初服，加大黄酒浸泡，量大小用之。

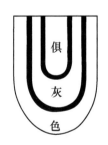

解毒汤　方见前。

【点评】舌见灰色而有黑晕两条，是属热毒传遍三阴。治法急宜泄热攻下，如白虎合承气汤，或十全苦寒救补汤以急下之。大便下后，再用解毒汤以清解余热。惟热毒传里已深，嫌解毒汤太轻，故须急投三五次，服至灰晕退净为止。

十八舌

舌见微黄色，初病即得之。发谵语者，此由失汗，表邪入里也。必用汗下兼行，以双解散加解毒汤两停主之。

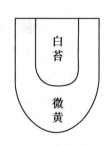

微黄色

双解散加解毒汤

防风　川芎　当归　芍药　大黄　麻黄　连翘
芒硝各五钱　石膏　黄芩　桔梗各一两　滑石三两　甘草二两　荆芥　白术
山栀各五钱

上㕮咀，每服一两。水一盏半，加姜三片，煎八分，服不拘时。一方有桂枝二两。

【点评】舌见微黄色，是外邪初入阳明，犹带表证之征，伴发谵语，系表邪入里。治宜汗下兼施，用双解散加解毒汤，以双解散内有辛温升散之品，故加解毒汤以佐之。

十九舌

舌中见白苔，外有微黄者，必作泄，宜服解毒汤。恶寒者，五苓散。

白苔
微黄

解毒汤　方见前。

五苓散　方见前。

【点评】舌中白苔外有微黄者，为肺胃邪热移于大肠而作泄。外有表证故恶寒，内停水湿可作泻，其苔当白润。

二十舌

舌见微黄色，表证未罢，宜用小柴胡汤合天水散主之。可下者，大柴胡汤下之。表里双除，临证审用。

大柴胡汤 方见前。

小柴胡汤 方见前。

天水散

太原甘草—①两，炙 桂林滑石六两

上为极细末，每服五钱。入生姜汁并蜜各少许，白滚水调服。如发表，用豆豉、葱头煎汤调服。

按：天水散即益元散，今名六一散。此条与前条药味分两悉同而汤引微异，故复录之。

【**点评**】天水散，属清热利湿之品，既合用之，舌苔当为黄腻，大柴胡汤治阳明热结之证，舌苔可见黄腻而垢或干涩深黄厚腻。

二十一舌

舌见黄色者，必初白苔而变黄也。是表邪传里，热已入胃，宜急用调胃承气汤下之。若下迟，必变黑色，为恶证，为亢害鬼贼邪气深也，不治。

---

① 一：原作"二"，据医理改。

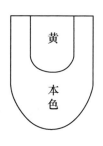

调胃承气汤　方见前。

二十二舌

舌左白苔而自汗者，不可下，宜白虎汤加人参三钱服之。

白虎汤　方见前。

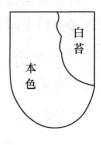

【点评】舌现本色，胃热已微，汗多自出，津气两伤，其苔当燥，其脉当大而无力，故不可下。

二十三舌

舌右白苔滑者，病在肌肉，为邪在半里半表，必往来寒热，宜小柴胡汤和解之。

小柴胡汤　方见前。

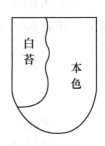

二十四舌

舌左见白苔滑者，此脏结之证，邪并入脏，难治。

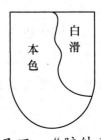

【点评】《伤寒论》云："何谓脏结？答曰：如结胸状，饮食如故，时时下利，寸脉浮，关脉小细沉紧，名曰脏结。舌上白苔滑者难治。"又曰："脏结无阳证，不往来寒热，其人反静，舌上苔滑者，不可攻也。"又曰：
"病胁下素有痞，连在脐旁，痛引少腹入阴筋者，此名脏结死。"
此时汗之无益，下之无效，故为难治之症。

二十五舌

舌见四围白而中黄者，必作烦渴呕吐之证。兼
有表者，五苓散、益元散兼服。须待黄尽卢本删去此四
字，方可下也。

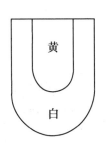

五苓散　方见前。

益元散　方见前。

【点评】表邪未罢，将欲化热，则舌见边白中黄，其苔必然黏
腻。因为水停胸中而津不升，则作烦渴，甚则渴欲饮水，水入即
吐。治宜用五苓散以发汗，则膀胱之气化而津液生，呕渴自止。
由于膀胱化水下出为小便，化气外出于皮毛，皮毛又为肺所主，
所以兼用益元散清肺利湿以助之。原文所谓"须待黄尽"，是待
舌苔纯黄而言。倘如舌变纯黄而厚燥者，方可用攻下之剂。惟在
呕吐之时，如能兼用泻心汤法则奏效尤速。

二十六舌

舌见外淡红心淡黑者，如恶风，表未罢，用双
解散加解毒汤相半，微汗之，汗罢急下之。如结胸
烦躁，目直视者，不治。非结胸者，可治。

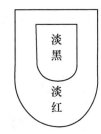

双解散加解毒汤 方见前。

【点评】舌见外淡红心淡黑者，是伤寒入里化热，由阳明而入三阴。文中虽云恶风，实贱恶寒。结胸，乃表邪未罢之时，误下而致热邪内陷。烦燥，为热伤心肾，阴竭阳浮所致。目直视者，热伤肝液也。

二十七舌

舌见黄色而有小黑点者，邪遍六腑，将入五脏也。急服调胃承气汤下之，次进和解散，十救四五。

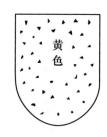

调胃承气汤 方见前。

和解散

苍术三钱　厚朴一钱，姜制　陈皮一钱　甘草五分，炙　藁本　桔梗各五钱

上咬咀，水一盏半，加姜三片，枣二枚，煎七分，去滓。不拘时服。

二十八舌

舌见黄色而尖白者，表少里多，宜天水散一服、凉膈散二服合进之。脉弦者，宜防风通圣散。

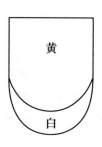

天水散 方见前。

凉膈散 方见前。

防风通圣散 方见前即双解散解毒汤二方合用是。

【点评】舌见黄色而尖白者，外寒里热。表少里多，亦寒少热多。

二十九舌

舌见灰色尖黄，不恶风寒，脉浮者，可下之。若恶风恶寒者，用双解散加解毒汤主之。三四下之，见黑粪不治。

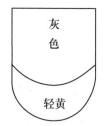

双解散加解毒汤　方见前。

【点评】舌尖黄而根灰色，不恶风寒，乃阳明热极，其脉必浮弦而数，故可下之。此即张仲景所谓"病无表里证，发热七八日，虽脉浮数者，可下之"之候。若恶风寒者，邪未尽入于里，故可用双解散以发太阳之表，复解阳明之里，又以解毒汤清阳明之热毒。若见粪黑，则为热毒深重，津液已耗，故曰不治。

三十舌

舌见黄色中黑至尖者，热气已深。两感见之，十当九死。恶寒甚者，亦死。不恶寒而下利者可治，宜用调胃承气汤主之。

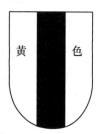

调胃承气汤　方见前。

【点评】两感，即阴阳俱伤、表里同病。伤寒之邪，郁久化热，由三阳而转入厥阴，故见舌苔边黄而中黑至尖。此时热烁肝液，内风已动，九窍将闭，本属坏症，故曰十当九死。恶寒甚亦死者，即张仲景所谓"凡厥者，阴阳气不相顺接，便为厥。厥者，手足厥冷。"亦即"伤寒六七日脉微，手足厥冷、烦躁。灸厥阴，厥不还者死"之候。不恶寒而下利者，是阳明合并厥阴之热，渐耗肾液，致肠中燥屎迫水下流，而自利清水，乃热结旁流。故用调胃承气汤，清胃热而下燥屎。

三十一舌

舌见灰黑色而有黑纹者，脉实，急用大承气汤下之；脉浮，渴饮水者，用凉膈散解之。十可救其二三。

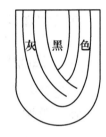

灰黑色

大承气汤

厚朴三钱，姜制　枳实二钱，麸炒　大黄三钱　芒硝二钱

上每服一两，用水一盏半，入厚朴、枳实先煎，候熟方入大黄同煎数沸，入芒硝再煎三五沸，去滓热服。

凉膈散　方见前。

【点评】灰乃黑之渐，如见黑纹，是夹杂阳明实热为患，故用大承气汤急下存阴。若脉浮而口渴者，邪热虽在阳明而大便未硬，故用凉膈散以清膈热为治。如寒湿之邪直中三阴，其舌淡黑无苔，则治法宜温经散寒。临证之际，务须仔细辨别之。

三十二舌

舌根微黑，尖黄隐见，或有一纹者，脉实，急用大承气汤下之；

脉浮，渴饮水者，用凉膈散解之。十可救其一二。

大承气汤　方见前。

凉膈散　方见前。

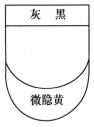

【点评】该舌象，兼脉实者，可见脐腹胀满硬痛，乃阳明实热之症；兼脉浮渴饮水者，为邪未入腑。

三十三舌

舌见黄而黑点乱生者，其证必渴谵语。脉实者生，脉涩者死，循衣摸床者不治，若下之见黑粪亦不治。下宜大承气汤。

大承气汤　方见前。

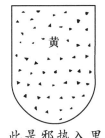

【点评】舌苔焦黄而起黑刺，症至大渴谵语，此是邪热入里，灼耗津液，病势最险。惟脉滑则邪正俱实，尚有生机；涩则津液劫尽，即俗语所谓"灯烬油干则必死"；至于循衣摸床，乃是阳明之坏病，故曰不治。如在险象未露之先，欲行施治，则用大承气汤下之。服药之后，如见黑粪，此系热毒深重，渗入大肠，胃气全消，故为不治之症。

三十四舌

舌见四边微红，中央灰黑色者，此由失下而致，用大承气汤下之。热退可愈，必三四下方退。五次下之而不退者，不治。

大承气汤 方见前。

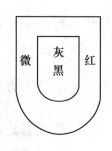

【点评】舌见灰色，病概不轻。均是里证，无表证；有实热证，无虚寒证；又有邪热传里、时疫流行、郁结停胸、蓄血如狂之诸证。治法不外寒凉攻下，今此舌系应下失下之症，当为黑灰干燥之舌，急宜大承气汤下之，已无疑义，即《舌鉴辨正》所谓"热传三阴，则有灰黑干苔，皆当攻下泄热"。但大承气以苦寒胜热之剂，倍厚朴以承气机之变动。如果阳亢阴竭，已无气可承，则为脉涩，直视、喘满而死。所以五次下之而舌色如故、热势不退者，则为不治之症。然亦有舌心灰黑而腻者，是属胃热蒸动脾湿之症。故凡诊舌，不论何色，皆当辨明燥、湿、干、润之殊。

三十五舌

舌根微黑尖黄，脉滑者，可下之；脉浮者，当养阴退阳；若恶风寒者，微汗之，用双解散；若下利，用解毒汤。十生七八也。

双解散 方见前。

解毒汤 方见前。

【点评】舌根微黑尖黄，脉滑者，为胃中热盛，肾液渐耗，可见谵语、潮热，腹满、便硬等症；脉浮者，是邪虽化热，只烁胃津；若恶风寒者，刚邪尚在太阳阳明之间；若下利，乃邪热下陷入肠之症。

三十六舌

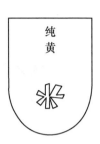

纯黄

舌见黄而涩，有隔瓣者，热已入胃，邪毒深矣。心火烦渴，急宜用大承气汤下之；若身发黄者，用茵陈蒿汤；蓄血，用抵当汤；水在胁下，用十枣汤；结胸甚者，用大陷胸汤；痞，用大黄泻心汤。

大承气汤 方见前。

茵陈汤

茵陈五钱　大黄三钱　山栀子七枚

上每服一两。以水一盏半，先煎茵陈半熟，次入二味，再煎去滓。温服。

抵当汤

水蛭七个，糯米炒　虻虫七个，炒，去翅足　大黄三钱　桃仁三十个，去皮尖

上以水一盏半，煎至一盏，去滓。温服。

十枣汤

芫花醋拌经宿，炒微黑　大戟长流水煮半时，晒干　甘遂面裹煨，各等分

上每服一钱，弱人减半。以水一盏半，加大枣十枚，劈碎，煎取八分，去滓。温服。

大陷胸汤

大黄七钱　芒硝三钱　甘遂末四分

上以水二盏，先煎大黄至一盏，去滓，下芒硝，煎三五沸，再下甘遂末。温服取利。

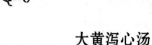

大黄泻心汤

大黄五钱　黄连　黄芩各二钱半

上作一服。以水二盏，煎至一盏，去滓。通口服。若有宿食痰饮者，加半夏曲二钱。

【点评】本舌象，若见大热大渴，面赤唇红，甚则谵语神昏，宜急用大承气汤下之；若身发黄者，为湿热发黄，可见遍身无汗，但头汗出而小便不利，渴欲饮水，用茵陈蒿汤；蓄血为蓄血发黄，可见小便清利，或大便反易，脉象沉细而结，用抵当汤；水在胁下为悬饮，可见咳引内痛，脉象沉弦而细，用十枣汤。病发于阳而反下之，热入而为结胸；病发于阴而反下之，因而作痞。痞与结胸，同为硬满之症，当以痛与不痛而辨明之。如满而硬痛，是谓结胸；满而不痛，是谓痞满。凡治伤寒，大下之后而复汗之，则正虚邪入，心下成痞。如有恶寒、身热，先宜治以解表之剂。待其表解之后，再进大黄泻心汤，以攻痞而涤热。

以上三十六舌，乃伤寒验症之捷法，临证用心处之，百无一失。

王琦跋

伤寒书，莫先于张仲景，亦莫详于张仲景。其言舌上白苔者五条，未尝及黄、黑、灰、白、纯红诸色。元之敖氏始以十二舌作图验证，杜氏增以二十四舌，明薛立斋极称之，谓其与仲景《铃法》相协，依此用药多效，可以补仲景之所未及。其后申斗垣辑《观舌心法》，推广至一百三十七图。长洲张诞先删其重复，汰其无与于伤寒者，定为一百二十图，作《伤寒舌鉴》。余尝汇而观之，不简不支，取杜氏三十六图足矣。太加分析，恐有毫厘千里之差，反致左而不验。奚必以多多为善耶。卢不远先生谓："伤寒可以视舌识病，则风暑燥湿恐亦有定法。"斯言也，诚足为三偶之反。然伤寒杂证，同异不齐。若胶柱鼓瑟，而不善会其意，竟以视伤寒之舌色，推以验杂证之舌色，鲜有不误。是又不可不知也。

乾隆甲申七月二十六日处暑钱塘王琦跋

伤寒舌鉴

清·张登　撰

徐　珊　主审

程志源　点评

目录 | Contents

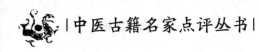

全书点评 |

　　《伤寒舌鉴》由清代著名医家张登编撰，成书于清代康熙戊申年（1668）。全书以《观舌心法》为蓝本，正其错误，参入其父张璐医案及作者个人临床经验而成。该书对后世舌诊研究产生了较大影响。本书以中国医学科学院图书馆清光绪四年戊寅（1878）刻本为底本进行点评。

一、主要内容特点

　　该书按临床所见分 8 类 120 种舌象论述，其对各舌所主病因、病机及其立法方药论述颇详，各舌先论其常，次论其变，图文并茂，切合实用。此书不分卷次，按白、黄、黑、灰、红、紫、霉酱、蓝等舌象分论之。各类舌先予总论，再附图象分别论述。其中白苔 29 种、黄苔 17 种、黑苔 14 种、灰苔 11 种、红色舌 26 种、紫色舌 12 种、霉酱色苔 3 种、蓝色苔 2 种，最后论妊娠伤寒舌 6 种。

　　本书名为《伤寒舌鉴》，以论述伤寒舌象为主。然纵观全书内容，所论温病及内科杂病舌象亦不少见。因此，可作为外感热病，某些内科杂病及妇科妊娠病的诊断参考书。本书辨舌 120 种，观舌辨证，列举处方 50 余首，实补仲景只言舌白、苔滑诊断疾病之不足，为后人应用舌诊这一传统的、简便有效的诊断方法提供了丰富的、可信的、有价值的参考资料。但书中论述一种舌象仅限于一证之中，其观点未免过于胶固，应属其美中不足之处。

二、主要学术特色

1. 舌象分析，以六经分证为主，八纲与脏腑分证为辅。对舌象分析，有 38 舌采用了六经分证，且都有归属于六经的瘟病证候，如太阳瘟疫（红中淡黑舌）、瘟热入阳明（红中黑斑舌）、足少阴瘟热（红内黑尖舌）等。其他，以八纲分证的有 31 舌，以脏腑分证的有 26 舌，以五行分证的有 14 舌，以卫气营血分证的有 4 舌，而未明确分证的也有 18 舌。其中，同时采用 2 种方法分证的有 13 舌。

2. 三阴证候，从《伤寒论》的以寒证为主转变为以热证为主。如黑干短舌的"厥阴热极"，灰黑干刺舌的"邪热结少阴"，灰中舌、灰黑多黄根少舌的"热传厥阴"，灰色重晕舌的"瘟病热毒传变三阴"，熟紫老干舌的"热邪传入厥阴"等。

3. 病机分析，大量运用了五行生克和脏腑理论，如水克火（白苔黑斑舌）、金水太过（白苔尖根俱黑舌）、相火乘君位（红断纹裂舌）、水火不济（深红虫碎舌），邪热入心包（边黑晕内微红舌）、胃气竭绝（黄尖黑根舌）等。

4. 明确提出红舌与瘟疫有关。指出红舌"种种异形，皆瘟毒火热蕴化之所为也"。在红舌的 26 个舌象中，明确指出属于"瘟"和"热毒"的舌象就占了 13 个。

5. 首次提出白苔舌亦可见于热证。书中记载的解毒汤（白苔黄边舌）、水克火（白苔黑斑舌）、火被水克（白苔黑根舌）、瘟疫初犯募原（白苔如积粉舌）等条文，从临床实践角度，将白苔与热证联系在了一起，不局限于白苔与寒相关、红舌与热相关的传统说法。

三、学习要点及注意事项

1. 本书为舌诊图谱，文字简练，但缺乏全面的症状描述，读者须结合治法方药，反证症状脉象，方能全面理解。

2. 由于历史条件的限制，书中图谱对舌色、舌态和苔色、苔质等只能以文字和线条表示，缺乏色彩、形态等具体形象的展现，读者应结合临床实践加以领会。

3. 各舌证治所论理法方药均不完整，读者务须结合中医基础理论与临床实践加以理解。

4. 舌象分类过细，读者不可硬套。本书所列舌象过多，有许多舌苔在临床上实属罕见，无实际应用价值，读者当据需要予以取舍。正如《伤寒广要》所言："按舌苔但有白、黄、黑三者而已，杜清碧推广敖氏验舌法为三十六图。其中又增纯红舌，其余等舌已半属无据。今广至一百二十图，何其多欤。就其中言紫色舌、蓝色舌亦甚有理。盖热极则色紫，寒极则色蓝。蓝者，微青色也。至其言灰色、霉酱色二舌，亦甚不必。盖灰色即淡黑，霉酱色即深紫也。张氏每借一色，即化为数十图，何其穿凿。"

程志源

2018 年 5 月

自序

　　尝读仲景书，止言舌白、苔滑，并无黄、黑、刺、裂。至《金镜录》① 始集三十六图。逮后《观舌心法》②，广至一百三十有七，何后世诞变之多若此。宁知伤寒自表传里，舌苔必由是白滑而变他色，不似伏邪瘟疫等热毒，自内达外之一病便见黄黑诸苔也。观仲景论中，一见舌白、苔滑，即言难治，安有失治而致变者乎？所以仲景止言白苔，已见一斑，不烦琐屑。后人无先圣治未病之势，不得不反复辨论以启蒙昧。盖邪气入里，其虚实寒热之机必现于舌，非若脉法之隐而不显也。况阴盛格阳，与邪热郁伏，多有假证假脉。惟验舌上苔色之滑、燥、厚、薄，昭若冰鉴，无所遁形。由是取《观舌心法》，正其错误，削其繁芜，汰其无预于伤寒者，而参入家大人③治案所纪，及已所亲历，共得一百二十图，命曰《伤寒舌鉴》。授之剞劂④，以公同志临证之一助云。

　　　　　　康熙戊申年秋月诞先张登书于隽永堂

---

　　① 《金镜录》：即《敖氏伤寒金镜录》。由宋元·敖继翁撰，元·杜清碧增补，成书于1341 年，是我国现存最早的舌诊专著。
　　② 《观舌心法》：即《伤寒观舌心法》，又名《伤寒舌辨》，由明·申斗垣编著，成书于明万历年间。
　　③ 家大人：作者系张璐之子，此指张璐。
　　④ 剞劂（jī jué 机绝）：雕板，刻印。

白苔舌总论

伤寒邪在皮毛，初则舌有白沫，次则白涎白滑，再次白屑白疱。有舌中、舌尖、舌根之不同，是寒邪入经之微甚也。舌乃心之苗，心属南方火，当赤色，今反见白色者，是火不能制金也。初则寒郁皮肤，毛窍不得疏通，热气不得外泄，故恶寒发热。在太阳经，则头痛、身热、项背强、腰脊痛等症。传至阳明经，则有白屑满舌，虽症有烦躁，如脉浮紧者，犹当汗之。在少阳经者，则白苔白滑，用小柴胡汤和之；胃虚者，理中汤温之；如白色少变黄者，大柴胡、大小承气，分轻重下之。白舌亦有死症，不可忽视也。

【点评】"舌乃心之苗，心属南方火，当赤色，今反见白色者，是火不能制金也"，句中"赤色"当指舌质，而"见白色"当指舌苔，两者不可同语，故以"火不能制金"解释病机似属牵强。

微白滑苔舌

寒邪初入太阳，头疼、身热、恶寒，舌色微白有津，香苏散、羌活汤之类发散之。

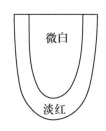

薄白滑苔舌

此太阳里证舌也。二三日未曾汗，故邪入丹田渐深，急宜汗之。或太阳与少阳合病，有此舌者，柴胡桂枝汤主之。

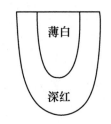

【点评】六经之中，太阳属表。白苔主表、主寒，外感风寒故苔见白色。伤寒初起，邪入浅而症状轻，故舌苔薄白；伤寒已二三日，风寒之邪更进一层，舌见白滑，故称"太阳里证"。何谓"里证"？据其"邪入丹田渐深"句推断，可能系"太阳少阴两感证"，当用麻黄附子细辛汤温经发汗，两解表里之邪。

厚白滑苔舌

病三四日，其邪只在太阳，故苔纯白而厚，却不干燥，其证头疼，发热，脉浮而紧，解表自愈。

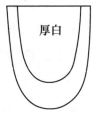

【点评】此种舌苔，多见于寒邪夹湿伤于太阳，或里湿素盛复感寒邪，宜疏解寒湿，仲景麻黄加术汤或后世之羌活胜湿汤，可随证选用。

干厚白苔舌

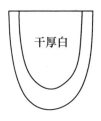

病四五日，未经发汗，邪热渐深，少有微渴，过饮生冷，停积胸中。营热胃冷，故令发热烦躁，四肢逆冷，而苔白干厚，满口白屑。宜四逆散加干姜。

【点评】伤寒失于发汗，表邪入里化热，又因过饮生冷，停积胸中，阳气被阴寒之邪抑遏，无法到达四肢而逆冷，无法蒸腾水液故苔白干。于是药用干姜温胃祛寒；用四逆散者，取其宣郁通阳之功。这里值得指出的是，四肢逆冷，临床务必辨明"阴厥"抑或"阳厥"，前者为肾阳衰微所致，方用四逆汤；后者多因阳郁不宣使然，四逆散乃正治之法。

白苔黄心舌

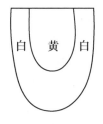

此太阳经初传阳明腑病舌也。若微黄而润，宜再汗。待苔燥里证具，则下之。若烦躁呕吐，大柴胡汤加减。亦有下淡黄水沫，无稀粪者，大承气下之。

【点评】本条对太阳经初传阳明腑实，据其舌苔的表现决定再汗或攻下。若微黄而润，为热邪在表，未伤津液，尚可再汗；若苔燥里证具，为邪热入里，耗伤津液，应急下存阴；亦有下淡黄水沫无稀粪者，乃阳明腑实，热结旁流之证。

白苔黄边舌

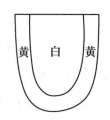

舌中见白苔，外有微黄者，必作泄，宜用解毒汤。恶寒者，五苓散。

【点评】肺胃邪热移于大肠而作泄，其苔微黄，外有表证故恶寒，内停水湿可作泻，其苔当白润。"湿胜则濡泻"，"利小便实大便"。本条据舌结合病机，采用五苓散利水祛湿治疗湿邪内停之泄泻病证。

干白苔黑心舌

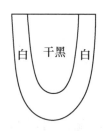

此阳明腑兼太阳舌。其苔边白中心干黑者，因汗不彻，传至阳明所致。必微汗出、不恶寒、脉沉者，可下之。如二三日未曾汗，有此舌必死。

【点评】舌心属脾胃，舌心干黑，显属阳明实热证。文中"此舌必死"句，应活看。

白滑苔尖灰刺舌

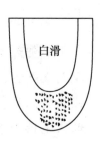

此阳明腑兼少阳舌也。三四日自利脉长者生，弦数者死。如有宿食，用大承气下之，十可全五。

【点评】自利，邪有出路；脉长，正气尚盛，故预后佳。脉弦数，乃肝胆热极、胃腑实甚之危象。

白苔满黑刺干舌

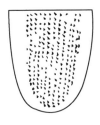

白苔中生满干黑芒刺，乃少阳之里证也。其证不恶寒反恶热者，大柴胡加芒硝急下之，然亦危证也。

【点评】舌起芒刺，多为邪实热盛之证。白苔中生满干黑芒刺为热极津枯之象，是为关键，故采用急下存阴法。

白滑苔黑心舌

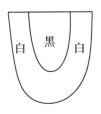

白苔中黑，为表邪入里之候。大热谵语，承气等下之。倘食复而发热，或利不止者，难治。

【点评】舌心黑，多为阳明腑实，宜予承气汤下之。大热谵语是承气汤证的主要症状，《伤寒论》有明文记载。

半边白滑舌

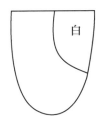

白苔见于一边，无论左右，皆属半表半里，并宜小柴胡汤。左加葛根，右加茯苓。有咳嗽引胁下痛而见此舌，小青龙汤。夏月多汗自利，人参白虎汤。

【点评】有咳嗽引胁下痛而见此舌，是表有风寒，内停水饮；夏月多汗自利，系津气两伤，当脉大无力，用人参白虎汤。此舌此证而用此等方，临床十分罕见，尚需进一步考察。

脏结白滑舌

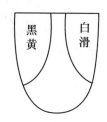

或左或右，半边白苔，半边或黑或老黄者，寒邪结在脏也，黄连汤加附子。结在咽者，不能语言，宜生脉散合四逆汤，可救十中一二。

【点评】《伤寒论》云："何谓脏结？答曰：如结胸状，饮食如故，时时下利，寸脉浮，关脉小细沉紧，名曰脏结。舌上白苔滑者难治。"又曰："脏结无阳证，不往来寒热，其人反静，舌上苔滑者，不可攻也。"又曰："病胁下素有痞，连在脐旁，痛引少腹入阴筋者，此名脏结，死。"脏结可分为三种：如新陈之邪，互相交结而不解，痞连脐旁者，脾脏结也；痛引少腹者，肾脏结也；自胁入阴筋者，肝脏结也。

白苔黑斑舌

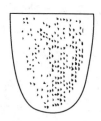

白苔中有黑小斑点乱生者，乃水来克火。如无恶候，以凉膈散、承气汤下之，十中可救一二。

白苔燥裂舌

伤寒胸中有寒，丹田有热，所以舌上白苔。因过汗伤营，舌上无津，所以燥裂。内无实热，故不黄黑。宜小柴胡加芒硝微利之。

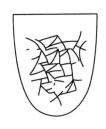

白苔黑根舌

舌苔白而根黑，火被水克之象，虽下亦难见功也。

【点评】火被水克，寒盛阳衰，苔当黑而滑润，不可清热泻下。

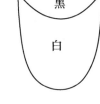

白尖黄根舌

邪虽入里，而尖白未黄，不可用承气，宜大柴胡汤加减。下后无他证，安卧神清，可生。倘再有变证，多凶。

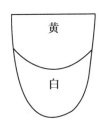

白苔双黄舌

此阳明里证舌也。黄乃土之色，因邪热上攻，致令舌有双黄。如脉长恶热，转矢气烦躁者，大柴胡、调胃承气下之。

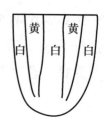

白苔双黑舌

白苔中见黑色两条，乃太阳少阳之邪入于胃。因土气衰绝，故手足厥冷，胸中结痛也，理中汤、泻心汤选用。如邪结在舌根，咽嗌而不能言者，死证也。

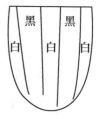

【点评】白苔双黑舌，病证有寒热之分。中土阳虚而手足厥冷者，用理中汤；湿热内蕴而胸痞烦热者，用泻心汤。

白苔双灰色舌

此夹冷食舌也。七八日后见此舌而有津者，可治，理中、四逆选用。无津者，不治。如干厚见里证，则下之，得汤次日灰色去者安。

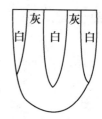

【点评】灰乃黑之渐，主里证，或有里热，或有寒湿。冷食伤中，脾失健运，寒湿内停，故见灰苔。舌上有津，则脾气尚能敷布津液，可治；舌上无津，为脾气不升，津液失于敷布，难治。若苔质干厚，有热当寒下，无热则润下。

白尖中红黑根舌

舌尖白而根灰黑，少阳邪热传腑，热极而伤冷饮也。如水停津液固结而渴者，五苓散。自汗而渴者，白虎汤。下利而渴者，解毒汤。如黑根多、白尖少、中不甚红者，难治。

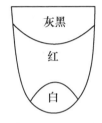

【点评】水停津液固结而渴者，是内停水饮，津液固结不能上承，故口渴；下利而渴者，是实热火毒，三焦热盛；如黑根多、白尖少，中不甚红者，系下焦热极或寒盛。

白苔尖红舌

满舌白滑而尖却鲜红者，乃热邪内盛，而复感客寒入少阳经也，小柴胡汤加减。

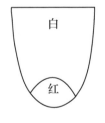

【点评】舌尖鲜红，舌苔白滑，寒热错杂，可见往来寒热、胸胁苦满、心烦喜呕、口苦咽干、脉弦等少阳证，凡有以上主症，均可以小柴胡汤化裁治疗。

白苔中红舌

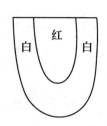

此太阳初传经之舌也。无汗者发汗，有汗者解肌。亦有少阳经者，小柴胡汤加减。

【点评】无汗为麻黄汤证，有汗为桂枝汤证。临证当仔细诊察。

白苔变黄舌

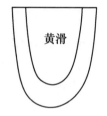

少阳证罢，初见阳明里证，故苔变黄色。兼矢气者，大柴胡汤下之。

白尖红根舌

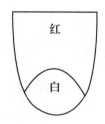

舌尖苔白，邪在半表半里也。其证寒热、耳聋、口苦、胁痛、脉弦，小柴胡汤和解之。

白苔尖灰根黄舌

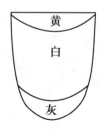

此太阳湿热并于阳明也。如根黄色润、目黄小便黄者，茵陈蒿汤加减。

白苔尖根俱黑舌

舌根尖俱黑而中白，乃金水太过，火土气绝于内。虽无凶证，亦必死也。

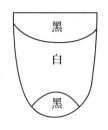

【点评】"火土气绝"，是指心脾两脏衰竭。心为君主之官，脾为后天之本；有胃气则生，无胃气则死。既然火土气绝，预后势必恶劣。

熟白舌

白苔老极，如煮熟相似者，心气绝而肺色乘于上也。始因食瓜果冰水等物，阳气不得发越所致，为必死候，用枳实理中间有生者。

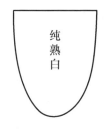

【点评】此舌苔为火不足而被金侮之象。然未必"始因食瓜果冰水等物"引起，读者不可拘泥。

淡白透明舌

年老胃弱，虽有风寒，不能变热。或多服汤药，伤其胃气。所以淡白透明，似苔非苔也。宜补中益气加减治之。

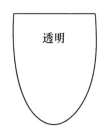

【点评】脾胃虚弱，中气不足，津不上承，

故透明无苔。

白苔如积粉舌

此舌乃瘟疫初犯募原也，达原饮。见三阳表证，随经加柴胡、葛根、羌活。见里证，加大黄。

【点评】其苔其治，出吴又可《温疫论·温疫初起》，可参阅。

苔如积粉

黄苔舌总论

　　黄苔者，里证也。伤寒初病，无此舌。传至少阳经，亦无此舌。直至阳明府实，胃中火盛，火乘土位，故有此苔。当分轻重泻之。初则微黄，次则深黄有滑，甚则干黄焦黄也。其证有大热、大渴、便秘、谵语、痞结、自利。或因失汗发黄，或蓄血如狂，皆湿热太盛，小便不利所致。若目白①如金，身黄如橘，宜茵陈蒿汤、五苓散、栀子柏皮汤等。如蓄血在上焦，犀角地黄汤；中焦，桃仁承气汤；下焦，代抵当汤。凡血证见血则愈，切不可与冷水，饮之必死。大抵舌黄证虽重，若脉长者，中土有气也，下之则安；如脉弦下利，舌苔黄中有黑色者，皆危证也。

　　【点评】黄苔主里证、热证，由于热邪熏蒸所致。淡黄热轻，深黄热重，干黄焦黄为热结，在伤寒为阳明腑实，在温病为气分热盛。或黄而润滑乃湿热，或黄而干焦则为热伤阴津。然亦有舌淡胖嫩而苔黄滑润者，则为阳虚水湿不化之象而非独为热也。

---

　　①　目白：即白睛。

纯黄微干舌

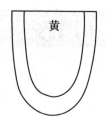

舌见黄苔，胃热之极，土色见于舌端也，急宜调胃承气下之。迟则恐黄老变黑，为恶候耳。

【点评】黄老变黑为热极津枯，故曰恶候。

微黄苔舌

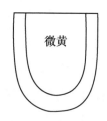

舌微黄而不甚燥者，表邪失汗而初传里也，用大柴胡汤。若身目俱黄者，茵陈蒿汤。

黄干舌

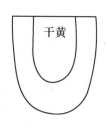

舌见干黄，里热已极，急下勿缓。下后脉静身凉者生，反大热而喘、脉躁者死。

【点评】脉躁，洪大滑数之象。

黄苔黑滑舌

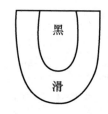

舌黄而有黑滑者，阳明里证具也。虽不干燥，亦当下之。下后身凉脉静者生，大热脉躁者死。

【点评】舌黄而有黑滑，为里热盛。

以上两条均提示，应下之证，下后脉静身凉，乃正复邪退之佳象，故预后吉；若下后大热而喘，脉躁，乃正气欲脱，邪气独炽，即正不胜邪之恶候，预后凶。

黄苔黑斑舌

黄苔中乱生黑斑者，其证必大渴谵语。身无斑者，大承气下之。如脉涩、谵语、循衣摸床、身黄斑黑者，俱不治。下出稀黑粪者，死。

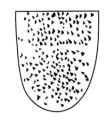

【点评】此等舌，临床并不多见。既言用大承气汤下之，此必阳明腑实痞满燥实俱重之证，故当急予峻下燥结。若肌肤黄而见黑斑，泻下水样黑便者，为热毒深重之象，难治。

黄苔中黑通尖舌

黄苔从中至尖通黑者，乃火土燥而热毒最深也。两感伤寒①必死，恶寒甚者亦死。如不恶寒，口燥咽干而下利臭水者，可用调胃承气汤下之，十中可救四五。口干齿燥、形脱者，不治。

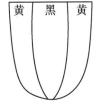

---

① 两感伤寒：出《素问·热论》。指阳经与阴经同时感受寒邪而致病，病势较重。《注解伤寒论·伤寒例》："若两感于寒而病者必死。"成无己注："表里同病者，谓之两感。"《通俗伤寒论·两感伤寒》有回阳、温通、健运等治法，用附子理中汤、桂枝加附子汤、香砂二陈汤等主方。

【点评】舌尖主心属火，舌中主脾胃属土，黄以至黑乃热毒深重使然。若为阴阳两经同伤于寒，则难治。如不恶寒，口燥咽干而下利臭水，为津液耗损、热结旁流之证，可与调胃承气汤泻热存阴。齿燥、形脱，为肾阴枯竭，故不治。

老黄隔瓣舌

舌黄干涩而有隔瓣者，乃邪热入胃，毒结已深。烦躁而渴者，大承气汤。发黄者，茵陈蒿汤。少腹痛者，有瘀血也，抵当汤。结胸，大陷胸汤。

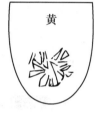

【点评】黄苔满布，干涩而厚，分裂成若干小块似花瓣者，为胃肠燥热内结。若烦热大渴，面赤唇红，甚则谵语神昏，急宜用大承气汤下；若湿热发黄，遍身无汗，但头汗出而小便不利，渴欲饮水，用茵陈蒿汤；若蓄血发黄，小便清利，或大便反易，脉象沉细而结，用抵当汤；若结胸甚者，用大陷胸汤。见此等舌，须参合脉症，才能作出正确辨证和治疗。

黄尖舌

舌尖苔黄，热邪初传胃腑也，当用调胃承气汤。如脉浮恶寒，表证未尽，大柴胡两解之。

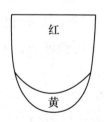

【点评】大柴胡汤唯治少阳、阳明合病之剂，此言两解当指表里双解。

黄苔灰根舌

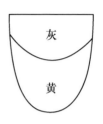

舌根灰色而尖黄，虽比黑根少轻，如再过一二日亦黑也，难治。无烦躁直视，脉沉而有力者，大柴胡加减治之。

黄尖红根舌

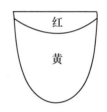

根红而尖黄者，乃湿热乘火位也。瘟热初病，多有此舌，凉膈、解毒等药消息治之。

黄尖黑根舌

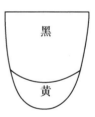

舌黑根多而黄尖少者，虽无恶证恶脉，诚恐暴变一时，以胃气竭绝故耳。

【点评】"有胃气则生，无胃气则死"，胃气竭绝之舌象已见，故虽无恶证恶脉，危殆在即，此乃舍症从舌、舍脉从舌以判断预后。

黄苔黑刺舌

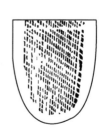

舌苔老黄极而中有黑刺者，皆由失汗所致，邪

毒内陷已深。急用调胃承气下之，十中可保一二。

【点评】舌起黑刺而干，多因热极津枯所致，故用大承气汤急下存阴。

黄大胀满舌

舌黄而胀大者，乃阳明胃经湿热也。证必身黄、便秘、烦躁，茵陈蒿汤。如大便自利而发黄者，五苓散加茵陈、栀子、黄连等治之。

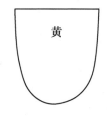

【点评】胃经湿热而见身黄、便秘，茵陈蒿汤确是对证之治；若大便自利，应遵"治湿不利小便，非其治也"之旨，用五苓散利水渗湿，俾湿热从小便而解。应用以上两方，均是给邪以出路。

黄尖白根舌

舌根白尖黄，其色倒见，必是少阳经传阳明府病。若阳明证多者，大柴胡汤。少阳证多者，小柴胡汤。如谵语烦躁者，调胃承气汤。

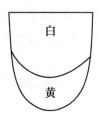

黄根白尖舌

舌尖白根黄，乃表邪少而里邪多也，天水散、凉膈散合用。如阳明无汗、小便不利、心中懊侬

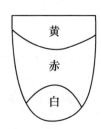

者，必发黄，茵陈蒿汤。

黄根灰尖舌

舌尖乃火位，今见根黄尖灰，是土来侮火也。不吐不利、心烦而渴者，乃胃中有郁热也。调胃承气加黄连。

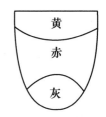

【点评】舌尖灰，为心火上炎；舌根黄，为胃经郁热。土为火之子，两者是相生而非相克关系，故"土来侮火"表述有误，当为"母病及子"。

黄根白尖短缩舌

舌见根黄尖白而短硬，不燥不滑，但不能伸出，证多谵妄烦乱，此痰挟宿食占据中宫也，大承气加姜、半主之。

【点评】舌短缩，其成因有四：一为寒凝筋脉，则舌多淡白或青紫而湿润；二是痰浊内阻，多舌胖而苔黏腻；三者热盛伤津动风，舌多红绛而干；四是气血俱虚，则舌多淡白胖嫩。本舌当为第二种情形。然无论虚实，皆为危重之候。

黑苔舌总论

伤寒五七日,舌见黑苔,最为危候。表证皆无此舌。如两感一二日间见之,必死。若白苔上渐渐中心黑者,是伤寒邪热传里之候。红舌上渐渐黑者,乃瘟疫传变,坏证将至也。盖舌色本赤,今见黑者,乃水来克火,水极似火,火过炭黑之理。然有纯黑、有黑晕、有刺、有隔瓣、有瓣底红、瓣底黑者,大抵尖黑犹轻,根黑最重。如全黑者,纵神丹亦难救疗也。

【点评】黑苔主里证,多由灰苔或焦黄苔发展而来,常见于瘟疫严重阶段,或为热极或为寒盛。若黑而燥裂,甚则生芒刺者,为热极津枯;若黑而滑润,多属寒盛阳衰或寒湿内阻。现今长期滥用抗生素者,亦可出现苔黑而滑润,乃寒盛阳虚所致。

周学海曰:"黑苔者,少阴肾色也。血分瘀浊之极也。燥硬而隐隐见紫者,是因热灼,以致血败。柔润而隐隐见淡者,水饮结而气不流行,以致血瘀也。若五六日后,热传少阴,火乘水位,亢极之火,不为水衰,反兼水化,五行空谈,陋也。此只是热邪深入,阴液全干,血瘀气浊,发见枯滞之死色也。如火过炭黑是也。"(《形色外诊简摩》)

《伤寒瘟疫条辨》:"凡伤寒……若传里则干燥,热深则黄,甚则黑也。然黑苔只有二种,有火极似水者,为热极;有水极似火者,为寒极。细辨之,黑色亦自不同。热极者色黑而苔燥,或如芒刺,再验必小便赤涩,大承气汤下之;寒极者色青灰而苔滑，再验必小便清白，或淡黄，理中汤加附子温之。又温病与伤寒，舌色不同，伤寒自表传里，舌苔必由白滑而变黄变黑，不似温病热毒由里达表，一发即是白黄黑诸苔也。故伤寒白苔不可下，黄则下之；温病稍见黄白苔，无论燥润，即以升降散、加味凉膈散下之，黑则以解毒承气汤急下之。下后间有三二日里证去，舌尚黑者，苔皮未落也，不可再下，务在有下证方可下。有一种舌俱黑而无苔，此经气，非下证也。妊娠多有此，阴证亦有此。"

纯黑舌

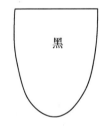

遍舌黑苔，是火极似水，脏气已绝，脉必代结，一二日中必死，切勿用药。

【点评】《准绳》云：纯黑之舌，有火极似水者，凉膈散；有水来克火者，附子理中汤。此虽死候，然有附子理中而愈者二人，不可便谓百无一生而弃之也。余谓黑而涩，凉膈；黑而滑，附子理中，亦死中求活之法。或问火极而黑，何不用大承气汤？曰：病势已极，急攻必死，故反用凉膈，待阴稍生，阳稍缓，乃可攻也。文中所谓切勿用药，是说病重无药可救。临证不可拘泥。

黑苔瓣底红舌

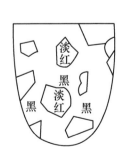

黄苔久而变黑，实热亢极之候。又未经服药，肆意饮食，而见脉伏、目闭、口开、独语、谵妄。

医遇此证，必掘开舌苔，视瓣底红者，可用大承气下之。

【点评】脉伏、目闭、口开，貌似极虚之象，实为真实假虚之证，必验之于舌乃得。

黑苔瓣底黑舌

凡见瓣底黑者，不可用药。虽无恶候，脉亦暴绝，必死不治。

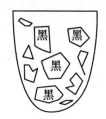

满黑刺底红舌

满舌黑苔，干燥而生大刺，揉之触手而响，掘开刺底红色者，心神尚在，虽火过极，下之可生。有肥盛多湿热人，感冒发热，痞胀闷乱，一见此舌，急用大陷胸丸攻下，后与小陷胸汤调理。

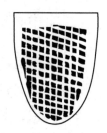

刺底黑舌

刺底黑者，言刮去芒刺，底下肉色俱黑也。凡见此舌，不必辨其何经何脉，虽无恶候，必死勿治。

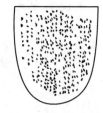

【点评】以上四种黑苔舌，因舌质不同而病情轻重程度不一，处理原则及方法须灵活掌握。

周学海曰："热势盛剧，则黑苔上生芒刺，及燥裂分隔瓣者，须用青布蘸薄荷汤拭润，更以姜片刮去芒刺，撅起隔瓣，看刺下瓣底即舌质色红可治，急下之；若俱黑，不治矣。"（《形色外诊简摩》）

张介宾曰："舌上黑苔生芒刺者，热极深也，宜凉膈散、承气汤、大柴胡之属，酌宜下之。若苔色虽黑，滑而不涩者，便非实邪，亦非火症，非惟不可下，且不可清也。"又曰："凡诊伤寒，以苔色辨表里寒热，确有可据。若以舌色辨虚实，不能无误。例如黑苔，实固能黑，以火盛而焦也。虚亦能黑，以水亏而枯也。竟有阴虚伤寒，其症似阳，舌黑如炭，芒刺干裂者，用甘温壮水药，诸症渐退，但舌黑不减，后数日，忽舌上脱一黑壳，内则新肉灿然，始知其肤腠焦枯，死而复活云云。观此，则舌黑起芒刺，未必皆实，尤必于其舌本之老嫩，脉症之虚实，详辨以参定之。"

黑烂自啮舌

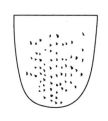

舌黑烂而频欲啮，必烂至根而死。虽无恶候怪脉，切勿用药。

【点评】舌黑烂，乃心肾俱绝之征。

"黄帝曰：人之自啮舌者，何气使然？岐伯曰：此厥逆走上，脉气辈至也，少阴气至则啮舌，少阳气至则啮颊，阳明气至则啮唇矣。视主病者，则补之。"（《黄帝内经太素》）"经脉之气，升降循环，如其不调而厥逆走上，则其气至之处，经脉盛胀，与齿相碍，故不觉自啮。少阴脉气至舌，故啮舌；少阳脉气至颊，故啮颊；阳明脉气至唇，故啮唇矣。盛于上者，虚于下也，补其下，则气平矣。"（《灵素节注类编》）

心脾之虚恒通于舌，阳明之经直入齿缝，故邪入心脾则舌自挺，邪入阳明则口自噤，一挺一噤，故令嚼舌。治宜清其风火，则病自愈。（《证治汇补》）治疗可用神圣复气汤：黄连、黄柏、生地、枳壳、蔓荆子、细辛、川芎、羌活、柴胡、藁本、甘草、半夏、升麻、当归、郁李仁、人参、防风、炮姜、附子、白葵花、黄芪、煨草蔻仁、橘红。（《杂病源流犀烛》）

痫症可见啮舌，如"痫病发则仆地，闷乱无知，啮舌吐沫，角弓反张，手足搐搦，或作六畜之声。"（《医学传灯》）又如"薛己曰：面赤目瞪，吐舌啮舌，心烦气短，其声如羊，曰心痫。"（《幼科释迷》）疫病后亦可出现啮舌，如"一小儿十四岁，疫病愈后，啮舌出血，先君谓肾虚则啮舌，用地黄丸而愈。后唾血咳血，发热痰盛，仍用前丸而瘥。"（《保婴撮要》）

以上有关啮舌的文献，可供参考。

中黑边白滑苔舌

舌见中黑边白而滑，表里俱虚寒也。脉必微弱，证必畏寒，附子理中汤温之。夏月过食生冷而见此舌，则宜大顺、冷香选用。

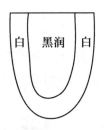

白　黑润　白

【点评】周学海曰："黑而滑润或边白者，必夹寒食。古法用大顺散，然不若理中合小陷胸最当。若直中少阴真寒，始病不发热，舌心便黑色，非由黄白变化，其苔虽黑而滑，舌亦瘦小，此真脏寒，必厥冷，自利呕吐，脉沉迟，四逆附子辈急温之，稍缓则不可救。"（《形色外诊简摩》）

大顺，指大顺散。冷香，指冷香汤。

大顺散治冒暑伏热，引饮过多，脾胃受湿，水谷不分，清浊相干，阴阳气逆，霍乱吐泻，脏腑不调。干姜、桂、杏仁_{去皮尖}、甘草，等分。先将甘草用白砂炒，次入姜、杏炒，过去砂，合桂为末。每服二钱。此足太阳药也_{从仲景太阳例药变用}。夏月过于饮冷飡食，阳气不得伸越，故气逆而霍乱吐泻也。脾胃者，喜燥而恶湿，喜温而恶寒，干姜、肉桂散寒燥湿；杏仁、甘草利气调脾，皆辛甘发散之药，升伏阳于阴中，亦从治之法也。（《医方集解》）

冷香汤（出《医方大成》）治夏秋暑湿，恣食生冷，遂成霍乱。阴阳相干，脐腹刺痛，胁肋胀满，烦躁引饮无度。良姜二两、檀香二两、甘草_{炙令赤二两}、丁香二钱、附子_{炮裂去皮脐二两}、川姜_{三分炮}、草豆蔻_{五个去皮面裹煨}。上为细末，每用药末五钱，水二升，煎十数沸，贮瓶内沉井底，作熟水服，大能消暑止渴，服之永无霍乱疾。(《普济方》)

红边中黑滑舌

舌黑有津，证见谵语者，必表证时不曾服药，不戒饮食，冷物结滞于胃也。虚人，黄龙汤或枳实理中加大黄。壮实者，用备急丸热下之。夏月中暍，多有此舌，以人参白虎汤主之。

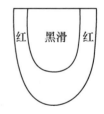

【点评】周学海谓："始因表证失汗，致邪入少阴，下之即愈。然有屡下，热不减，苔不退者，此必宿食留滞于中宫也，宜黄龙汤加炮姜、川连。""然中暑误认外感，而加温复，多致中黑边极红而润，脉必虚大，急用白虎汤清之，虚者加人参、竹叶。如更误认阴寒，而与热药，必致烦躁不救也。夏月中暑，多有黑舌，黑而中干者，白虎无疑。"(《形色外诊简摩》) 可以互参。

通尖黑干边白舌

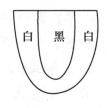

两感一二日间，便见中黑边白厚苔者，虽用大羌活汤，恐无济矣。

黑边晕内微红舌

舌边围黑，中有红晕者，乃邪热入于心胞之候，故有此色，宜凉膈合大承气下之。

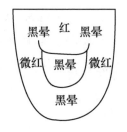

【点评】对邪热入心包之证的治法，叶天士、吴鞠通两家发挥颇多，较之本条治法尤为精当。

中黑厚心舌

舌苔中心黑厚而干，为热盛津枯之候。急宜生脉散合黄连解毒汤以解之。

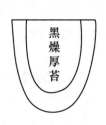

【点评】黄连解毒汤中芩、连、栀、柏有苦寒化燥之嫌，对热极津枯似欠合辙。

中黑无苔干燥舌

舌黑无苔而燥，津液受伤而虚火用事也。急宜生脉散合附子理中汤主之。

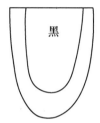

【点评】周学海谓："有误用汗下太过，津液枯竭，而苔燥黑者，此为坏病，须量人虚实为治。虚者其苔必薄而润，生脉散合附子理中；实者其苔必厚而燥，生脉合黄连解毒。一则阴虚阳亢，一则阳虚阴亢，不可不审。"（《形色外诊简摩》）

上两舌或因热盛津伤，或因汗下太过而伤阴液，导致阴虚火旺，治宜辨明虚实而后用药。

黑中无苔枯瘦舌

伤寒八九日，过汗，津枯血燥，舌无苔而黑瘦，大便五六日不行，腹不硬满，神昏不得卧，或时呢喃叹息者，炙甘草汤。

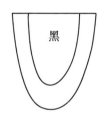

【点评】以方推之，此舌乃津血枯燥、心气衰竭之象。

黑干短舌

舌至干黑而短，厥阴热极已深，或食填中脘，䐜胀所致。急用大剂大承气下之，可救十中一二。服后，粪黄热退则生，粪黑热不止者死。

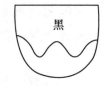

黑

【点评】汪宏述："苔黑舌干而短，烦满囊缩者，邪传厥阴也。"与本条如出一辙，并增加了"烦满囊缩"等厥阴肝经症状，可互相印证。

灰色舌总论

　　灰色舌，有阴阳之异。若直中阴经，则即时舌便灰黑而无积苔。若热传三阴，必四五日表证罢而苔变灰色也。有在根在尖在中者，有浑舌俱灰黑者。大抵传经热证，则有灰黑干苔，皆当攻下泄热。若直中三阴之灰黑无苔者，即当温经散寒。又有蓄血证，其人如狂，或瞑目谵语。亦有不狂不语，不知人事，而面黑舌灰者。当分轻重以攻其血，切勿误与冷水，引领败血入心而致不救也。

　　【点评】灰苔即浅黑色，常由白苔晦暗转化而来，也可与黄苔并见。舌至灰色，病概非轻。或见于里热证，或见于寒湿证，诸如温燥时疫、郁积停胸、蓄血如狂、宿食未消之类。苔灰而干，多属热炽伤津，可见于外感热病或内伤杂病之阴虚火旺。苔灰而润，多见于痰饮内停或寒湿内阻。若伤寒已经汗解，而舌尖灰黑，此是宿食未消，或因食滞而余热复炽，治宜调胃承气汤；若杂症而见此舌，宜用大承气汤加黄连治之。

　　周学海："灰黑舌者，足三阴互病，如以青黄和入黑中，则为灰色也。然有传经直中之殊，盖传经热邪，始自白苔而黄，黄而灰黑，或生芒刺黑点，纹裂干燥，不拘在根在尖，俱宜攻下泄热。有淡灰色，中起深黑重晕者，乃温病热毒，急用凉膈、双解治之。热毒内传一次，见晕一重，传二、三次，见二、三重也，若见三重者，不治。若直中三阴，始病无燥热，便见灰色，舌润无苔，更不变别色者，此必内夹寒食，及冷痰水饮，或蓄血如狂等证，当随证治之。又有感冒夹食，屡经汗下消导，二便已通，而舌上灰黑未退或湿润，或虽不湿，亦不干燥者，不可因其湿，误认为寒，妄投姜附。亦不可因其不润，误与硝黄。此因汗下过伤津液，虚火上炎所致，其脉必虚微少力，治宜救阴为急，虽无心悸脉代，当用炙甘草汤主之。内有生地、阿胶、麻仁、麦冬之甘润，可以滋阴润燥。盖阳邪亢盛，则用硝黄以救阴，阴血枯涸，则宜生地以滋阴，可不辨乎"（《形色外诊简摩》）。

纯灰舌

舌灰色无苔者，直中三阴而夹冷食也，脉必沉细而迟。不渴不烦者，附子理中四逆汤救之。次日，舌变灰中有微黄色者生，如渐渐灰缩干黑者死。

灰中舌

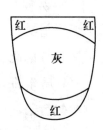

灰色现于中央，而消渴、气上冲心、饥不欲食、食即吐蛔者，此热传厥阴之候，乌梅丸主之。

［点评］本条是对《伤寒论》第326条舌象的补充，有一定的临床意义。

灰黑苔干纹裂舌

土邪胜水而舌见灰黑纹裂，凉膈、调胃皆可下之，十中可救二三。下后渴不止热不退者，不治。

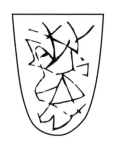

【点评】此舌为热极津枯之象，故用凉膈、调胃急下存阴。

灰根黄尖中赤舌

舌根灰色而中红尖黄，乃肠胃燥热之证。若大渴谵语，五六日不大便，转矢气者，下之。如温病热病，恶寒脉浮者，凉膈、双解选用。

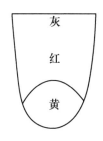

【点评】凉膈、双解（防风通圣散）俱治表里皆实之证。

灰色重晕舌

此瘟病热毒传遍三阴也。热毒传内一次，舌即灰晕一层。毒盛故有重晕，最危之证。急宜凉膈、双解、解毒、承气下之。一晕尚轻，二晕为重，三晕必死。亦有横纹二三层者，与此重晕不殊。

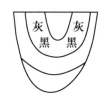

【点评】"热毒传内一次，舌即灰晕一层"是关键句，故曰"一晕尚轻，二晕为重，三晕必死。"凉膈、解毒、承气泄热攻下作用有强弱缓急之不同，当据证择而用之。

灰黑干刺舌

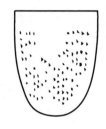

灰黑舌中又有干刺，而见咽干、口燥、喘满，乃邪热结于少阴，当下之。然必待其转矢气者，方可下。若下之早，令人小便难。

灰黑尖舌

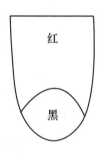

已经汗解而见舌尖灰黑，有宿食未消，或又伤饮食，邪热复盛之故。调胃承气汤下之。

灰黑尖干刺舌

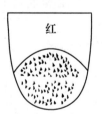

舌尖灰黑有刺而干，是得病后犹加饮食之故。虽证见耳聋、胁痛、发热、口苦，不得用小柴胡因非少阳病，必大柴胡或调胃承气加消导药方可取效。

灰中黑滑舌

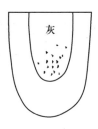

　　淡淡灰色，中间有滑苔四五点如墨汁。此热邪传里而中有宿食未化也，大柴胡汤。

灰黑多黄根少舌

　　舌灰色而根黄，乃热传厥阴，而胃中复有停滞也。伤寒六七日不利，便发热而利、汗出不止者死，正气脱也。

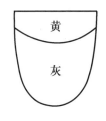

　　【点评】以上三舌，均为内有郁热加上饮食积滞，以致热食胶结不化、胆胃腑气不通，故苔见灰黑。清气不升，津不上承，则舌干起刺；浊气不降，淤浊不化，则苔见黑滑。

边灰中紫舌

　　舌边灰黑而中淡紫，时时自啮舌尖为爽，乃少阴厥气逆上。非药可治。

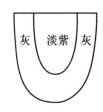

红色舌总论

　　夫红舌者，伏热内蓄于心胃，自里而达于表也。仲景云：冬伤于寒，至春变为温病，至夏变为热病，故舌红而赤。又有瘟疫疫疠，一方之内老幼之病皆同者，舌亦正赤而加积苔也。若更多食，则助热内蒸，故舌红面赤，甚者面目俱赤而舌疮也。然病有轻重，舌有微甚，且见于舌之根尖中下左右，疮蚀胀烂，瘪细长短，种种异形，皆瘟毒火热蕴化之所为也。其所治亦不同，当解者内解其毒，当砭者砭去其血。若论汤液，无过大小承气、黄连解毒、三黄石膏等，比类而推可也。

　　【点评】"表、里、虚、实、热症，皆有红舌，惟寒症则无之。舌红虽皆属热，而有红䴓、红瘘、红短、红硬、红星、红瘢、红战、红圈、红裂、红碎之各殊，必参现症以明辨之。"（《重订通俗伤寒论》）

纯红舌

　　舌见纯红色，乃瘟疫之邪热初蓄于内也。宜败毒散加减，或升麻葛根汤等治之。

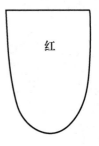

红

红中淡黑舌

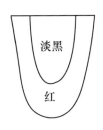

舌红中见淡黑色而有滑者，乃太阳瘟疫也。如恶寒，有表证，双解散合解毒汤微微汗之，汗罢急下。如结胸烦躁直视者，不治。

红中焦黑舌

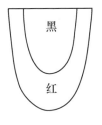

舌见红色，中有黑形如小舌，乃瘟毒内结于胃，火极反兼水化也，宜凉膈散。若黑而干硬，以指甲刮之有声者，急用调胃承气汤下之。

红中黑斑舌

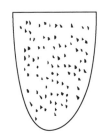

见小黑斑星于红舌上者，乃瘟热乘虚入于阳明，胃热则发斑也。或身上亦兼有红赤斑者，宜黑参升麻汤、化斑汤等治之。

红内黑尖舌

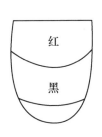

舌本红而尖黑者，足少阴瘟热乘于手少阴也。竹叶石膏汤。

红色人字纹裂舌

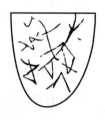

舌红甚而又有纹裂者，阳明热毒熏蒸膈上，故见人字纹也，宜服凉膈散。如渴甚转矢气者，大承气下之。

红断纹裂舌

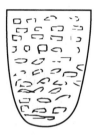

相火来乘君位，致令舌红燥而纹裂作痛，宜黄连解毒汤加麦门冬寒润之。

【点评】本舌多由真阴不足，精涸血衰，或由伏热人误服温补药以致阴虚火炎所致。

红内红星舌

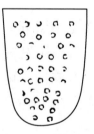

舌见淡红色，又有大红星点如疮瘰者，湿热伤于脾土，罨①而欲发黄之候，宜茵陈蒿汤、五苓散选用。

---

① 罨（yǎn 眼）：被覆，遮盖。

深红虫碎舌

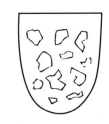

舌红更有红点，坑烂如虫蚀之状，乃水火不能既济，热毒炽盛也。不拘日数，宜小承气汤下之。不退，再以大承气下之。

【点评】此亦急下存阴之法。

红色紫疮舌

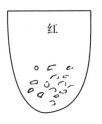

瘟疫多有此舌。其证不恶寒，便作渴烦躁，或咳痰者，宜解毒汤加黑参、薄荷，并益元散治之。尺脉无者必死，战栗者亦死。

红中微黄根舌

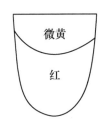

热入阳明胃府，故舌根微黄。若头汗、身凉、小便难者，茵陈蒿汤加栀子、香豉。

【点评】此证必有发黄如橘子色（阳黄）。吴又可《温疫论》将发黄的病机归咎于"热结胃腑"，即是。

红中微黄滑舌

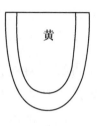

病五七日，舌中有黄苔，是阳明证。如脉沉实谵语，虽苔滑，宜大柴胡汤。若干燥者，此内邪热盛，急用大承气下之。

红长胀出口外舌

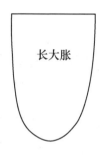

舌长大胀出口外，是热毒乘心，内服泻心汤，外砭去恶血，再用片脑①、人中黄掺舌上，即愈。

【点评】肿胀舌，表现为舌体肿大盈口，甚则不能闭嘴，不能缩回。其因有三：一是心脾有热，血络热盛而气血上壅，舌多鲜红而肿胀，甚者伴有疼痛；二是素善饮酒又病温热，邪热挟酒毒上壅，多见舌紫而肿胀；三是因中毒而致血液凝滞，则舌肿胀而青紫晦暗。本条舌色红肿胀，当属第一种。

红舐②舌

舌频出口为弄舌，舐至鼻尖上下或口角左右者，此为恶候。可用解毒汤加生地黄，效则生，不效则死。

---

① 片脑：即龙脑香。
② 舐（tiǎn 舐）：用舌头取物，作"舐"。

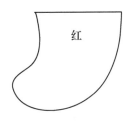

【点评】红舑舌，指舌体紫红，频伸口外，上舐至鼻尖，下舐至口角左右。为心脾热盛之候，多见于温疫病。宜清热解毒，清心凉血。用解毒汤加生地黄治疗。

红痿舌

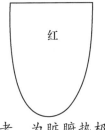

舌痿软而不能动者，乃是心脏受伤。当参脉证施治，然亦十难救一也。

【点评】红痿舌，指舌体痿软，不能举动，为心气伤损之象。若淡红而痿者，为气血不足；若深红而痿者，为气血热盛；若紫红而痿者，为脏腑热极；若绛红而痿者，为阴亏已极。须结合证候脉象论治。

红硬舌

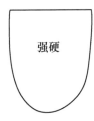

舌根强硬失音，或邪结咽嗌以致不语者，死证也。如脉有神而外证轻者，可用清心降火去风痰药，多有得生者。

【点评】红硬舌，指全舌深红或紫红，舌根强硬失音。属脏腑热盛已极，或因燥火浸淫，或为时疫直中，宜苦寒清热解毒治之。若舌尖能动，舌根胖硬不能言语，此为肝风内动，风痰壅盛，宜清心开窍，平肝息风。若舌短硬不能伸出，面色枯槁，为脾肾衰败之征，宜补肾健脾。

红尖出血舌

舌上出血如溅者，乃心脏邪热壅盛所致。宜犀角地黄汤加大黄、黄连辈治之。

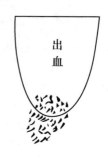

【点评】红尖出血舌，指全舌红绛色，舌尖出血如溅。为热入营血，心经热盛之候。宜用犀角地黄汤加大黄、黄连等清热降火，凉营止血。

红中双灰干舌

瘟热病而舌见两路灰色，是病后复伤饮食所致，令人身热谵语，循衣撮空，如脉滑者，一下便安。如脉涩，下出黑粪者，死。

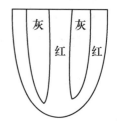

红尖白根舌

红尖是本色，白苔为表邪。如恶寒、身热、头痛，宜汗之。不恶寒、身热、烦渴者，此太阳里证也，五苓散两解之。

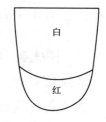

【点评】太阳里证，指蓄水证与蓄血证。本舌条所述为蓄水证，用五苓散治疗；蓄血证，按瘀热轻重程度，分别应用桃核承气汤、抵挡汤或抵挡丸治疗。

红战舌

舌战者，颤掉不安，蠕蠕瞤动也。此证因汗多亡阳，或漏风所致。十全大补、大建中汤选用。

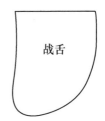

【点评】红战舌，指舌体蠕蠕微动，颤抖不已。有虚实之分。若深红而战者，宜清热泻火；若紫红而战者，宜凉血泄热；若淡红而战者，宜气血双补；若鲜红而战者，宜滋阴降火。本舌条当为淡红颤抖舌。多由气血两虚、气虚不固、血虚生风，或中阳衰弱、阴寒内盛所致，见舌淡红而蠕蠕瞤动，分别用十全大补汤或大建中汤治疗。

红细枯长舌

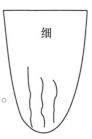

舌色干红而长细者，乃少阴之气绝于内，而不上通于舌也。纵无他证，脉再衰绝，朝夕恐难保矣。

红短白泡舌

口疮舌短有疱，声哑、咽干、烦躁者，乃瘟疫强汗或伤寒未汗而变此证。宜黄连犀角汤①、三黄石膏汤②选用。

---

① 黄连犀角汤：由犀角、黄连、乌梅、木香组成。一方加桃仁；又一方去木香，加没药。
② 三黄石膏汤：由石膏、黄芩、黄连、黄柏组成。一方加栀子、麻黄；又一方再加豆豉。

【点评】本舌见于狐惑病（相当于现代医学的白塞综合征）。《伤寒瘟疫条辨》载曰："狐惑者，伤寒温病失于汗下不解所致。食少胃虚，虫啮五脏，故唇口生疮。虫食其脏，则上唇生疮为惑；虫食其肛，则下唇生疮为狐。谓之狐惑者，如狐之犹豫不定也。其候齿燥声哑恶食，面目乍赤乍白乍黑，舌上苔白，唇黑，四肢沉重，喜眠，胃虚虫食，杀人甚速，黄连犀角汤主之。外用雄黄锐丸，纳谷道中。"

边红通尖黑干舌

瘟病不知调治，或不禁饮食，或不服汤药，而致舌心干黑。急下一二次，少解再下，以平为期。

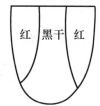

红 黑干 红

【点评】瘟病，温邪在表失于疏解，入里化热伤及津液；或饮食不禁，误食肥甘生冷，致使饮食与热邪之邪胶着不化而成阳明腑实之证，均可见舌质红而舌苔干黑，宜通腑泻热、急下存阴，可保平安。吴又可《温疫论》治疫强调攻下逐邪，并提出"因证数攻""凡下不以数计，有是证则投是药"的名论，可与本条"急下一二次，少解再下"互参。

红尖紫刺舌

汗后食复而见红尖紫刺，证甚危急，枳实栀子豉汤加大黄下之。仍刮去芒刺，不复生则安，再生则危。

红

【点评】食复，指大病愈后因饮食失节而

致复发者。《重订广温热论·温热复症疗法》："食复，温热瘥后，胃气尚虚，余邪未尽，若纳谷太骤，则运化不及，余邪假食滞而复作。其症乃发热头痛，烦闷不纳。宜枳实栀子豉汤加山楂肉、麦芽、连翘、莱菔子等凉疏之；腹痛不大便者，加生锦纹。"

红尖黑根舌

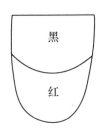

瘟疫二三日，舌根灰黑，急用凉膈、双解微下之。至四五日后，火极似水，渐变深黑，下无济矣。若邪结于咽，目瞑脉绝油汗者，一二日内死。

【点评】瘟疫二三日，邪渐入里化热，可见面赤唇焦，胸膈烦躁，口舌生疮，谵语狂妄，或咽痛吐衄，便秘溲赤，或大便不畅，舌红苔灰黑，脉滑数。宜急用凉膈散清热泻火解毒，或双解散疏风解表、通里泻热。若迁延四五日，邪已更进一层而热象更甚一步，则火极似水，苔色变为深黑。此时下之，已恐无济于事。若邪结于咽，目瞑脉绝油汗者，为热极津枯之证，预后不良。

红嫩无津舌

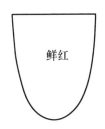

汗下太过，津液耗竭，而舌色鲜红柔嫩如新生，望之似润而实燥涸者，生脉散合人参三白汤治之。然多不应也。

【点评】"望之似润而实燥涸者"，最须辨别舌象真假疑似处，是事关辨证用药的关键句，临证当仔细辨识。

紫色舌总论

紫舌苔者，酒后伤寒也。或大醉露卧当风，或已病而仍饮酒，或感冒不服药而用葱姜热酒发汗。汗虽出而酒热留于心胞，冲行经络，故舌见紫色，而又有微白苔也。苔结舌之根尖，长短厚薄，涩滑干焦，种种不同，当参其源而治之。

【点评】紫舌主病，有寒热之分。绛紫而干枯少津，属热盛伤津、气血壅滞；淡紫或青紫湿润，多为寒凝血络。有寒邪化火、温疫内发、酒食湿滞、误服温补之种种病因。《医碥·察舌》有曰："紫色舌者，兼酒毒所致，其色必深紫而赤，且干涸。若淡紫而带青滑，则又为直中寒证矣，须辨。"

纯紫舌

伤寒以葱酒发汗，酒毒入心，或酒后伤寒，皆有此舌。宜升麻葛根汤加石膏、滑石。若心烦懊恼不安，栀子豉汤。不然，必发斑也。

紫

紫中红斑舌

舌浑紫而又满舌红斑，或浑身更有赤斑者，宜化斑汤、解毒汤，俱加葛根、黄连、青黛。有下证者，凉膈散。

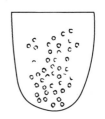

紫上白滑舌

舌紫而中见白苔者，酒后感寒，或误饮冷酒所致。亦令人头痛、恶寒、身热，随证解表可也。

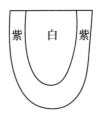

淡紫青筋舌

舌淡紫带青而润，中伴青黑筋者，乃直中阴经，必身凉四肢厥冷，脉沉面黑，四逆、理中等治之。

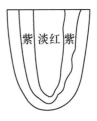

【点评】青舌，主寒凝阳郁和瘀血。全舌青者，多为寒邪直中阴经，肾阳衰微；舌边青者，或口燥而漱水不欲咽，是内有瘀血。

《中西温热串解·察色八法》载："如淡紫青筋舌，淡紫带青而湿润又伴青筋者，乃寒邪直中阴经也。必身凉，四肢厥冷，脉沉缓或沉弦，宜四逆汤、理中汤。小腹痛甚者，宜回阳救急汤。若舌不湿润而干枯，乃是实热，宜凉剂。"可参。

紫上赤肿干焦舌

舌边紫而中心赤肿，是阳明受邪，或已下，便食酒肉，邪热复聚所致。若赤肿津润，大柴胡微利之。若烦躁厥逆脉伏，先用枳实理中，次用小承气。

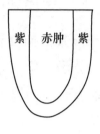

紫上黄苔干燥舌

嗜酒之人伤于寒，至四五日，舌紫，上积干黄苔者，急用大承气下之。如表证未尽，用大柴胡汤。

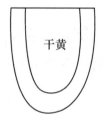

紫短舌

舌紫短而团圞①者，食滞中宫而热传厥阴也，急用大承气汤下之。下后热退脉静舌柔和者生，否则死。

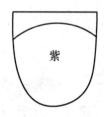

【点评】"下后热退脉静舌柔和者生，否则死"，关乎预后善恶的判断，值得细玩。

---

① 团圞（luán 栾）：浑圆。

紫上黄苔湿润舌

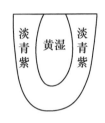

舌淡青紫而中有黄湿苔，此食伤太阴也，脉必沉细。心下脐旁按之硬痛或矢气者，小承气加生附子，或黄龙汤主之。

紫尖蓓蕾舌

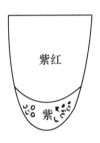

感寒之后，不戒酒食，而见咳嗽生痰，烦躁不宁，舌色淡紫，尖生蓓蕾。乃酒湿伤胆，味厚①伤胃所致也。宜小柴胡汤加减治之。

熟紫老干舌

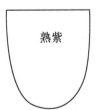

舌全紫如煮熟者，乃热邪传入厥阴，至笃之兆，当归四逆汤。

【点评】仲景当归四逆汤是治血虚有寒而见四肢厥冷，本舌条既言"热邪传入厥阴，至笃之兆"，方证似不相符。

---

① 厚：原作"痰"，据文义改。亦可作"浓"。

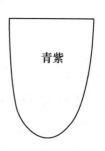

淡紫带青舌

舌色青紫无苔，且滑润瘦小，为直中肾肝阴证，吴茱萸汤、四逆汤急温之。

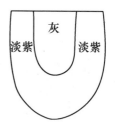

淡紫灰心舌

舌淡紫而中心带灰，或青黑不燥不湿者，为邪伤血分。虽有下证，只宜犀角地黄汤加酒大黄微利之。

霉酱色苔舌总论

霉酱色苔者，乃夹食伤寒。一二日间即有此舌，为寒伤太阴，食停胃腑之证。轻者，苔色亦薄，虽腹痛，不下利，桂枝汤加橘、半、枳、朴；痛甚加大黄，冷食不消加干姜、厚朴。其苔色厚而腹痛甚不止者，必危。舌见酱色，乃黄兼黑色，为土邪传水，证必唇口干燥大渴。虽用下夺，鲜有得愈者。

【点评】霉酱色者，有黄赤兼黑之状，乃脏腑本热，而夹有宿食也。凡内热久郁者、夹食中暑者、夹食伤寒传太阴者，皆有之。凡见此舌，不论何证、何脉，皆属里证，无表证、虚寒证。旧论谓：苔薄用桂枝汤，加枳、橘、半夏。舌色厚为土邪克水，鲜有得愈者，皆谬说也。（《中西温热串解·察色八法》）

纯霉酱色舌

舌见霉色，乃饮食填塞于胃，复为寒邪郁遏，内热不得外泄。湿气熏蒸，罨而变此色也。其脉多沉紧，其人必烦躁腹痛。五七日下之不通者，必死。太阴少阴气绝也。

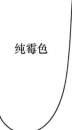

纯霉色

【点评】"凡纯霉酱色舌，为实热蒸胃，为宿食困脾、伤寒传阴、中暑。躁烦，腹痛泻痢，或秘结，大渴，大热，皆有此舌。不论老少，何病、何脉，宜十全苦寒救补汤，连服必愈。"（《中西温热串解·察色八法》）

中霉浮厚舌

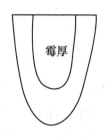

霉厚

伤寒不戒荤腻，致苔如酱饼浮于舌中，乃食滞中宫之象。如脉有胃气，不结代，嘴不尖，齿不燥，不下利者，可用枳实理中汤加姜汁炒川连。若舌苔揩去复长仍前者，必难救也。

【点评】"如中霉浮厚舌，宿食在中，郁久内热，胃伤脾困也。或刮不净，而顷刻复生者。不论何证何脉，宜十全苦寒救补汤，分二剂循环急服则愈。旧说用枳实理中汤加姜炒川连，此治寒实结胸者，与此舌不合。"（《中西温热串解·察色八法》）

霉黄色黄苔舌

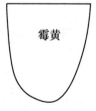

霉黄

舌霉色中有黄苔，乃湿热之物郁滞中宫也，二陈加枳实、黄连。若苔干黄，更加酒大黄下之。

【点评】"如全舌霉色，中有黄苔，实热郁积，显然可见，宜大承气连服。旧说谓：二陈加枳实、黄连，恐未必效也。"（《中西温热串解·察色八法》）

蓝色苔舌总论

蓝色苔者，乃肝木之色发见于外也。伤寒病久，已经汗下，胃气已伤，致心火无气，胃土无依，肺无所生，木无所畏，故乘膈上而见纯蓝色，是金木相并，火土气绝之候，是以必死。如微蓝或稍见蓝纹，犹可用温胃健脾、调肝益肺药治之。如纯蓝色者，是肝木独盛无畏，虽无他证，必死。

【点评】"蓝者，绿与青碧相合，犹染色之三蓝也。舌见蓝色，而尚能生苔者，脏腑虽伤未甚，犹可医治。若光蓝无苔者，不论何脉，皆属气血极亏，势必殒命。旧论泥于五行，谓金木相并，火土气绝，不分有苔无苔，概云不治，亦管窥之见耳。凡病舌见蓝光无苔者，不治。若蓝色而有苔者，心肝肺脾胃为阳火内攻，热伤气分，以致经不行血也。其症有癫狂、大热、大渴、哭笑怒骂、捶胸惊怪不等，宜十全苦寒救补汤倍生石膏、黄连，急投则愈。"（《中西温热串解·察色八法》）

微蓝舌

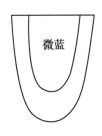

微蓝

舌见纯蓝色，中土阳气衰微，百不一生之候，切勿用药。

【点评】本条原文为"舌见纯蓝色"，与标题"微蓝舌"不符，疑有错讹。据《中西温热串解·察色八法》记载"如微蓝而不满舌者，法宜平肝息风化毒。旧法主用姜、桂，然邪热鸱张，肝阴焦灼，逼其本脏之色外见，再用姜、桂，是抱薪救火也。瘟疫湿温，热郁不解，亦有此舌，治宜芳香清泄。湿痰痰饮证，亦有舌满滑腻中见蓝色者，为阴邪化热之候，法宜清化。"

蓝纹舌

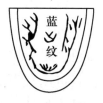

舌见蓝纹，乃胃土气衰、木气相乘之候，小柴胡去黄芩、加炮姜。若因寒物结滞，急宜附子理中、大建中。

【点评】"若纯蓝舌，有蓝色之纹也，在伤寒为胃气衰，小柴胡去黄芩加炮姜。若因寒食结滞者，宜附子理中汤，或大建中汤急投。有舌滑中见蓝色苔者，肝脏本色也。邪热传入厥阴，阴液受伤，脏色外见。深而满舌者，法在不治。"（《中西温热串解·察色八法》）以上是对本条的诠释和补充，可参。

妊娠伤寒舌总论

妊娠伤寒，邪入经络。轻则母病，重则子伤。枝伤果必坠，理所必然。故凡治此，当先固其胎气，胎安则子母俱安。面以候母，舌以候子。色泽则安，色败则毙。面赤舌青者，子死母活；面舌俱青、沫出者，母子俱死；亦有面舌俱白，母子皆死者，盖谓色不泽也。

孕妇伤寒白苔舌

孕妇初伤于寒，而见面赤舌上白滑，即当微汗以解其表。如面舌俱白，因发热多饮冷水，阳极变阴所致，当用温中之药。若见厥冷烦躁，误与凉剂，则厥逆吐利而死。

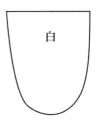

孕妇伤寒黄苔舌

妊娠面赤舌黄，五六日里证见，当微利之，庶免热邪伤胎之患。若面舌俱黄，此失于发汗，湿热入里所致，当用清热利水药。

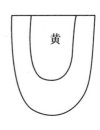

孕妇伤寒灰黑舌

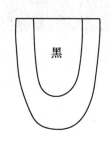

妊娠面舌俱黑，水火相刑，不必问其月数，子母俱死。面赤舌微黑者，还当保胎；如见灰黑，乃邪入子宫，其胎必不能固。若面赤者，根本未伤，当急下以救其母。

孕妇伤寒纯赤舌

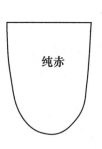

妊娠伤寒温热，而见面舌俱赤，宜随证汗下，子母无虞。伤寒面色皎白，而舌赤者，母气素虚，当用姜、桂等药。桂不坠胎，庞安常所言也。若面黑舌赤，亦非吉兆。若在临月，则子得生而母当殒。

孕妇伤寒紫青舌

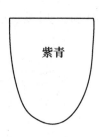

妊娠伤寒而见面赤舌紫，乃酒毒内传而致。如淡紫戴青，为阴证夹食，即用枳实理中、四逆辈，恐难为力也。若面赤舌青，母虽无妨，子殒腹内，急宜平胃散加芒硝下之。

孕妇伤寒卷短舌

卷短

妊娠面黑而舌干卷短，或黄黑刺裂，乃里证至急，不下则热邪伤胎，下之危在顷刻。如无直视、循衣、撮空等证，十中可救一二。

【点评】本篇专论妇人妊娠伤寒舌象，提出"面以候母，舌以候子"理论，用面色和舌色以判断孕母病情轻重及其对胎儿的影响。以上所列面舌色泽诸条及其临床意义，是古人经验的总结，可资临床借鉴，但不必拘泥，还须参合其他症状，全面分析，方能作出正确诊断。